W0261081

Die Bezieher der „Beiträge zur Klinik der Tuberkulose" und des „Zentralblatt für die gesamte Tuberkulose-Forschung" erhalten die Bände dieser Sammlung zu einem gegenüber dem Ladenpreis um 10% ermäßigten Vorzugspreis

DIE TUBERKULOSE UND IHRE GRENZGEBIETE
IN EINZELDARSTELLUNGEN
BEIHEFTE ZU DEN BEITRÄGEN ZUR KLINIK DER TUBERKULOSE UND
SPEZIFISCHEN TUBERKULOSEFORSCHUNG
HERAUSGEGEBEN VON
H. WURM-WIESBADEN UND E. GAUBATZ-HEIDELBERG
BAND 12

DIE UNTERE LEISTUNGSGRENZE DER LUNGE

EINE EXPERIMENTELLE UNTERSUCHUNG ZUR KLINISCHEN ERMITTLUNG DER UNTEREN LEISTUNGSGRENZE DER MENSCHLICHEN LUNGE

VON

U. J. WASSNER
PRIVATDOZENT DER CHIRURGIE
OBERARZT DER CHIRURGISCHEN UNIVERSITÄTSKLINIK GIESSEN

MIT EINEM GELEITWORT VON

K. VOSSSCHULTE
O. PROFESSOR DER CHIRURGIE
DIREKTOR DER CHIRURGISCHEN UNIVERSITÄTSKLINIK GIESSEN

MIT 35 ABBILDUNGEN

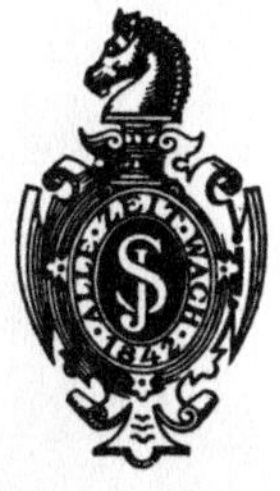

SPRINGER-VERLAG
BERLIN · GÖTTINGEN · HEIDELBERG
1961

ISBN-13: 978-3-540-02761-4 e-ISBN-13: 978-3-642-86390-5
DOI: 10.1007/978-3-642-86390-5

Geleitwort

Die Prüfung der Leistungsfähigkeit des Respirations- und Ventilationsapparates hat früher in der Klinik kaum Interesse gefunden. Was von den Physiologen erarbeitet war, blieb ungenutzt. Selbst der erste Vorstoß im internistisch-klinischen Bereich ist von der Chirurgie wenig beachtet worden, obwohl die postoperativen Störungen der Lungenfunktion und ihre Auswirkungen den Chirurgen ständig größte Sorgen bereiteten.

Einen neuen kräftigen Anstoß verdanken wir der modernen Lungenchirurgie, die uns zwingt, vor dem Eingriff zu prüfen, ob die Funktion des Atmungsapparates gewisse empirische Leistungsgrößen erreicht. Grundlage der Bewertung ist die Spirometrie. Was gemessen wird, sind Ventilationsgrößen, was sie aussagen, repräsentiert einen aktuellen Wert, den wir prospektiv einzuschätzen gelernt haben. Die tägliche Erfahrung lehrt, daß dieses Verfahren in der Regel für die operative Planung und für die prognostische Beurteilung ausreicht.

Es fehlen Maß und Zahl für die Entscheidung im schweren Krankheitsfall, also zuverlässige Größen, die bei erkennbarem Risiko das Für und Wider des Entschlusses entscheiden. Hier setzen WASSNERs Untersuchungen an. Die zuverlässige Ermittlung der voraussichtlichen postoperativen Lungenfunktion und der funktionellen Atemreserven ist das Ziel; als Methodik dient der CO_2-Rückatmungstest nach C.W. HERTZ, als Maß das CO_2-Ausscheidungsvermögen des postoperativ nutzbaren Lungenparenchyms.

Der Gedanke, das atemphysiologische Experiment beim Kranken durchzuführen, um festzustellen, ob die untere, mit dem Leben noch zu vereinbarende Leistungsgrenze der Lungen postoperativ nicht unterschritten wird, hat sich als sehr fruchtbar erwiesen. Wir können die Untersuchungsergebnisse bei unserer klinischen Arbeit nicht mehr entbehren. Das von WASSNER für die Prüfung der Lungenleistung ausgebaute Verfahren besitzt einen Aussagewert, der nicht nur den Operateur vor einem aussichtslosen Wagnis schützt. Da der Untersuchungsgang gestattet, die Gefäßreagibilität des pulmonalen Strombettes zu prüfen, ist die Methodik für den Internisten und für den Kardiologen nicht minder interessant.

Mit diesem Ergebnis hat die 1960 von der Nordwestdeutschen Chirurgenvereinigung mit dem I. Preis ausgezeichnete Arbeit nicht nur dem Kliniker praktischen Gewinn gebracht. Auch dem Physiologen mag sie Anregung bieten.

K. VOSSSCHULTE, Gießen

Inhaltsverzeichnis

Abkürzungen

B = Integrationskonstante
Ca_{CO_2} = CO_2-Gehalt Vol.-%
C = O_2-Konzentration
$^{F}CO_2$ = CO_2-%-Gehalt in der Exspirationsluft
$^{F}CO_2$(RAS) = $^{F}CO_2$
HbO_2 = art. Sauerstoffsättigung in %
J = Kreislaufzeitvolumen
$K_{(Blut)}$ = CO_2-Konzentration im Lungenblut
$K_{(RAS)}$ = CO_2-Konzentration auf der Rückatmungsseite
$Lunge_{norm}$ = normal CO_2 abatmende Lungenseite
M = Alveolarmembranfläche
N = Anzahl der CO_2-Moleküle
$O_{2\,(r)}$ = O_2-Aufnahme der rechten Lungenseite
$O_{2\,(l)}$ = O_2-Aufnahme der linken Lungenseite
$^{Pa}CO_2$ = art. CO_2-Spannung mm Hg
RAS = Rückatmungsseite
RAV = Rückatmungsversuch
S = Gesamt-O_2-Aufnahme beider Lungenseiten
S_r = Gesamt-O_2-Aufnahme beider Lungenseiten beim rechtsseitigen RAV
S_l = Gesamt-O_2-Aufnahme beider Lungenseiten beim linksseitigen RAV
Sec. Kap. = Sekundenkapazität (Tiffeneau-Test)
U = CO_2-Permeabilitätskonstante
V = Lungenvolumen
$\dot{V}_{RAS}$ = Volumen der RAS
$\dot{V}_{Spir.}$ = Spirometervolumen
V_T = Atemvolumen
W = Watt (Joule/sec)

a = CO_2-Löslichkeitskoeffizient im Plasma
c = Lungencapillarblut
l = links
lg = Zehnerlogarithmus
ln = natürlicher Logarithmus
n = Atemfrequenz
pH = negativer Logarithmus der Wasserstoffionenkonzentration
pK′ = Konstante 6,1
r = rechts
t = Zeitminuten
t_n = Zeit unendlich
$t \to \infty = t_n$
v = venöses Mischblut

Φ = Reaktionszeit der peripheren Lungengefäße
Z = Anzahl der Fälle
ε = statistischer Mittelwert
λ = Fehler des Mittelwertes
σ = Standardabweichung
∂ = Fehler der Standardabweichung
φ = Signifikanz
α = Maximalwert
β = Minimalwert
μ = relative prozentuale Streuung

Einführung

Diese Untersuchung hat sich zum Ziel gesetzt, eine Grenze der Leistungsfähigkeit der menschlichen Lunge zu ermitteln. Zwei Fragen gilt es zu beantworten: Welche Leistung ist mindestens notwendig, um einen ausreichenden Gaswechsel zu gewährleisten? Wie kann diese Leistung festgestellt werden?

Die *Thoraxchirurgie* stellt die *Fragen*. Die chirurgische Technik hat im Verein mit der Anaesthesiologie, dem Blutersatz, der künstlichen Beatmung, der Hypothermie und letzthin mit dem maschinellen Ersatz der Herz- und Lungenfunktionen eine hohe Vollkommenheit erlangt. Alle Organe im Thoraxinneren sind erreichbar. Krankhafte Veränderungen im Lungengewebe sind ebensogut einer chirurgischen Behandlung zugänglich, wie erworbene Fehler im Herzen und an den großen Gefäßen. Für das chirurgisch-technische Handeln scheint es keine Grenze zu geben. Deshalb stellt die Thoraxchirurgie erneut die Frage nach der Leistungsfähigkeit und Leistungsgrenze der Lunge. Mehr noch als die Kenntnis der gegenwärtigen Leistung muß ihr daran gelegen sein zu erfahren, ob das Lungenorgan nach einer Operation funktionstüchtig sein wird und wieweit es sich einer veränderten Situation anzupassen vermag.

Die *Lungenphysiologie* muß die *Antworten* geben. Bislang galt ihre Aufmerksamkeit vorzüglich der Erforschung von Gesetzmäßigkeiten und Störungen im Gaswechsel einschließlich der Bestimmung der gegenwärtigen Lungenleistung. Nun aber wird eine *Vorhersage* erwartet. Eine Reihe klinischer Erfahrungen bilden dafür die Voraussetzung. Die Lunge wird ihrer Aufgabe gerecht durch ihre funktionelle Verknüpfung mit den Thoraxwänden und dem Zwerchfell einerseits und mit den Gefäßen des kleinen Kreislaufes und dem Herzen andererseits. Die Antworten müssen deshalb Aussagen über die Lungenventilation, die Lungendiffusion und die Lungendurchblutung machen. Sofern eine Leistungsgrenze ermittelt werden kann, werden Aussagen über Leistungsreserven möglich.

Das Zusammenwirken von Thoraxchirurgie, Anaesthesiologie und Lungenphysiologie in einer therapeutischen Einheit ist nicht selbstverständlich. Das wird ersichtlich aus der geschichtlichen Entwicklung der 3 Fächer. Vor dem Hintergrund ihrer Geschichte und angesichts der schließlich gewonnenen chirurgischen Möglichkeiten kann erst der *Rang* der Frage nach einer Leistungsgrenze der Lunge deutlich werden. Darum mag die geschichtliche Entwicklung und die sich an ihrem Ende eröffnende besondere Situation der Thoraxchirurgie in Kürze geschildert sein.

Die Geschichte der Thoraxchirurgie beginnt mit den heroischen Versuchen von Heidenhein (1901), Lenhartz (1907), Tuffier (1908) und Kümmel (1911), den Zugang zu den Organen des Brustraumes zu gewinnen. Ihre Versuche scheiterten, weil die Gefahren des Pneumothorax und des Mediastinalpendels mit den Rückwirkungen auf die Atmung und den Kreislauf noch unüberwindliche Hindernisse bildeten. Die Hindernisse konnten erst überwunden werden durch die systematische Entwicklung der Anaesthesiologie zu einem Wissensgebiet eigener Prägung. Der Anstoß dazu ging von SAUERBRUCH aus, der das Verfahren der Überdruckbeatmung (1904) für intrathorakale Eingriffe ersann. Wegen des großen technischen Aufwandes blieb diesem Verfahren die Verbreitung versagt. Die von KUHN (1905) angegebene und klinisch erprobte intratracheale Narkose mit intermittierender Druckbeatmung war ebensolange bekannt wie die klinischen Erfahrungen von LAEWEN (1906) mit dem von BOEHM (1886) hergestellten Rein-Curare. Jedoch gewann die von MAGIL (1931) wieder aufgegriffene intratracheale Narkose ihre für die Thoraxchirurgie brauchbare Form erst nach der Entdeckung der Barbituratnarkose von WEESE (1933) und nachdem synthetisch hergestellte Muskelrelaxantien in ausreichenden Mengen hergestellt wurden. Zwar gelang schon NISSEN (1932) eine erfolgreiche Pneumonektomie und CUTTLER und LEVINE (1923) wagten die Sprengung der stenosierten Mitralklappe, aber es bedurfte des gemeinsamen Wirkens von Chirurgie und Anaesthesiologie, damit RIENHOFF (1933) eine anatomiegerechte Technik für die Lungenlappenresektion und damit FREY (1938) zum erstenmal einen Ductus arteriosus (Botalli) unterbinden konnte.

Während schrittweise aus dem Zusammenschluß von Chirurgie und Anaesthesiologie die Thoraxchirurgie entstand, erwuchs die zweifache Notwendigkeit, das Wissen der Lungenphysiologie für die Klinik nutzbar zu machen. Dieses Wissen lag seit langem bereit. DAVY (1800) hatte eine, zum Teil heute noch gebräuchliche Wasserstoffmethode für die Bestimmung des Residualvolumens angegeben. HUTCHINSON (1846) hatte begonnen, die Vitalkapazität systematisch zu messen. BERT (1878) machte auf die grundlegende Bedeutung der Gasspannungen für den Gaswechsel in der Lunge aufmerksam. ZUNTZ und LOEWY (1894) untersuchten den anatomischen Totraum. VOLHARD (1908) zeigte, wie groß die Affinität zwischen Hämoglobin und Sauerstoff ist. Die Aufklärung der Gesetze der Gasbindung im Blut sowie deren Einfluß auf die Atemregulation ist das Verdienst von BOHR (1891), KROGH (1915), HALDANE (1927) und BARCROFT (1925). Nachdem VAN SLYKE (1922) die wichtigsten Kenntnisse über die Regulation des Säure-Basen-Gleichgewichtes zutage gefördert hatte, konnte HENDERSON (1930) die physikochemischen Gesetze der Atemregulation mathematisch ableiten und beschreiben. Hatte die klinische Medizin lange Zeit kaum Notiz von diesem lungenphysiologischen Wissen genommen, dann griff sie nun, von der Chirurgie dazu angetrieben, um so begieriger danach. So wird es verständlich, daß die ersten klinisch-lungenphysiologischen Untersuchungen im Arbeitskreis um KÜMMEL und BRAUER gemacht wurden. Die erste, im wesentlichen auch heute noch gültige Klassifikation der unterschiedlichen Formen der Lungeninsuffizienz legte BRAUER (1933) vor.

In welchem Maße nun die Lungenphysiologie Aufnahme in die Klinik fand, sei gekennzeichnet durch die Namen KNIPPING in Deutschland, ROSSIER in der Schweiz und COURNAND in Amerika. Indem COURNAND den von FORSSMANN (1929) angegebenen Herzkatheter zu regelmäßigen Untersuchungen heranzog, gelangen ihm nicht nur wesentliche Einblicke in die Zusammenhänge zwischen Lungendurchblutung und Lungenventilation, sondern gleichzeitig erhielt die Diagnostik der Herzfehler ein festes Fundament. Die grundlegenden Untersuchungen von HESS, HERING, BREUER und BUCHER über die zentrale Steuerung und von WINTERSTEIN über die chemische Steuerung der Atmung dürfen ebensowenig unerwähnt bleiben, wie die Untersuchungen von OPITZ und SCHNEIDER über die Abhängigkeit der Zellfunktion, insbesondere des Zentralnervensystems, von den atmungsabhängigen Gaspartialdrucken des Blutes.

Seit der Jahrhundertwende hat die Zahl der auf dem lungenphysiologischen Arbeitsfeld tätigen Forscher ebenso zugenommen wie die Menge der Teilerkenntnisse ständig größer geworden ist, so daß es nach dem Urteil ROSSIERs heute schon nicht mehr möglich ist, das Schrifttum vollständig zu übersehen und jeden Forscher nach Gebühr einzuordnen. So sollen die bisher und im folgenden genannten Namen auch nur als Marksteine auf dem Weg verstanden werden. Entscheidend ist, daß sich das Verhältnis der vorwiegend anatomisch, orientierten Chirurgie zur Lungenphysiologie dahin gewandelt hat, daß die Lungenphysiologie mit ihren mathematischen Hilfsmitteln zu einem Eckstein im Aufbau der Thoraxchirurgie geworden ist.

Der Erfolg des Zusammenwirkens der Chirurgie, der Anaesthesiologie und Lungenphysiologie blieb nicht aus. Eine nicht geahnte Entwicklung der Thoraxchirurgie war die Folge. Nun gelang CRAFOORD (1945) die Resektion einer Aortenisthmusstenose, BLALOCK

(1945) glückte die Operation der Fallotschen Tetralogie, OVERHOLT (1947) gab die Lungenparenchym erhaltende Segmentresektion an. Gleichzeitig wurde die Anaesthesiologie weiter ausgebaut. Kurz nacheinander wurden die Methoden der Hypothermie von TALBOTT (1941), MCQUISTON (1948) und BIGELOW (1950) sowie der potenzierten Narkose von LABORIT und HUGUENARD (1951) angegeben. MURRAY (1948) verschloß nun einen Vorhofseptumdefekt und BAILEY (1951) einen Ventrikelseptumdefekt. MELROSE (1955) gab eine Methode für den künstlichen Herzstillstand an und LILLEHEI (1955) schrieb über die erfolgreiche Anwendung einer Herz-Lungen-Maschine. Damit dürfte der Schlußstein in der technischen Entwicklung der Thoraxchirurgie gesetzt sein, berichtete doch SWAN (1955) über erfolgreiche Operationen im blutleeren und COOLEY (1957) im gleichzeitig stillstehenden Herzen. Seither haben diese Operationen Einzug in viele Kliniken gehalten, und die Zahl der glücklich durchgeführten Eingriffe nimmt stetig zu.

Waren vor etwas mehr als einem Chirurgenalter die Organe im Brustraum noch unerreichbar, dann ist seitdem eine Schranke nach der anderen gefallen. Im Prinzip ist ein Fortschritt über das Erreichte hinaus nicht vorstellbar. Es ist nur denkbar, daß in dem gleichen Umfang, indem es gelingt, die Methoden des Ersatzes der Lungen- und Herzfunktion besser in den Griff zu bekommen, die Risiken immer geringer werden. Und es ist denkbar, daß der maschinelle Ersatz des Herzens und der Lungen — heute noch zeitlich begrenzt — bald über beliebig lange Zeiten möglich sein wird.

Damit aber wird eine andere Grenze sichtbar, die in den Organen Lunge und Herz selber gelegen ist. Müssen doch Lunge und Herz nach der Operation — auf sich selber gestellt — befähigt sein, ihre Aufgabe wieder zu erfüllen und sich gleichzeitig einer postoperativ veränderten Situation anzupassen. Speziell im Hinblick auf die Lunge ist es zwar möglich, mit einem geringen Rest von Lungengewebe und trotz einer erheblichen Einschränkung der Lungenventilation durch die künstliche Beatmung immer noch einen ausreichenden Gaswechsel zu erzielen. Immer aber kommt der Augenblick, in dem die verbliebene Lungenleistung über den Erfolg der Operation entscheidet. Nach dieser, allein durch das Lungenorgan gesetzten Grenze ist gefragt. Diese Grenze soll von der Lungenphysiologie vor der Operation ermittelt werden, weil an dieser Grenze das chirurgische Handeln endet.

Obwohl die Thoraxchirurgie diese Grenze schon länger gesehen und die Lungenphysiologie sich um ihre Bestimmung bemüht hat, wird ihre Bedeutung erst jetzt in vollem Umfang sichtbar. Handelt es sich doch um eine neue Art von Grenze. Galt es während des Aufbaues der Thoraxchirurgie technische Hindernisse zu überwinden, dann gilt es jetzt, rechtzeitig eine endgültige, durch Eigenschaften des operierten Organes gesetzte Grenze zu erkennen.

Die Lungenleistungsgrenze ist ein Beispiel für die neue Situation der Thoraxchirurgie Mit der Frage nach einer letzten Grenze für jegliches Handeln am Menschen befindet sich die chirurgische Wissenschaft nicht allein. Das ist vielmehr eine Grundsituation, die unser Zeitalter kennzeichnet. Die als Technik angewandte Physik befindet sich in einer vergleichbaren Situation. Auch sie vermag größere Kräfte freizumachen, als der Mensch, der diesen Kräften ausgeliefert ist, ertragen kann. Die Grundsituation ist dadurch gekennzeichnet, daß Denken, Planen und Handeln des Menschen eine Ausweitung erfahren haben, die weit über das hinausgehen, was der Mensch zu leisten vermag. Versteht man das Seiende als die Gesamtheit aller Möglichkeiten des Menschen zu erkennen, zu handeln und zu erdulden, dann wird mit einer Grenze für die Möglichkeiten des Menschen zugleich eine Grenze des Seins sichtbar. Es charakterisiert die Situation der chirurgischen Wissenschaft, daß sie vor den gleichen Fragen steht, um die sich das reine Denken der letzten 50 Jahre bemüht. An dem Bemühen, um eine Lösung der Fragen nimmt die Thoraxchirurgie — als Wissenschaft den geistigen Strömungen ihrer Zeit verhaftet — mit den ihr eigenen Arbeitsweisen teil.

Die kurze Schilderung der Entwicklung der Thoraxchirurgie schien angebracht, um zu zeigen, unter welchem übergeordneten Gesichtspunkt die Frage nach einer Leistungsgrenze der Lunge gesehen werden sollte und welcher Rang deshalb den Fragen ebenso wie den Antworten zukommt. Indem die Thoraxchirurgie die Fragen stellt, beginnt sie, den endgültigen Bereich ihres Handelns abzuschreiten.

Mit den folgenden Untersuchungen wird versucht, einen theoretisch begründeten, experimentell gesicherten und klinisch gangbaren Weg zu finden, um die

Frage nach einer Leistungsgrenze der menschlichen Lunge zu beantworten. Die Antwort muß von den bis jetzt bekannten Regeln der Lungenatmung ausgehen und die seither gesammelten klinischen Erfahrungen berücksichtigen. Künftige Erkenntnisse und Erfahrungen stellen eine weitere Präzisierung der Antwort in Aussicht.

I. Die Voraussetzungen für die Bestimmung einer unteren Leistungsgrenze der Lungen

Es wurde nach einer Leistungsgrenze der menschlichen Lunge gefragt, die von der Chirurgie nicht überschritten werden soll. Es ist zu klären, welche Anforderungen den Maßstab für eine Beurteilung der Lungenleistung liefern. Ein erster Wert einer geminderten Leistung ergibt sich dort, wo das Ventilationsvermögen und folglich der Gaswechsel in der Lunge gegenüber der Norm vermindert ist, so daß der Betroffene den Anforderungen auf dem allgemeinen Arbeitsmarkt nicht genügen kann. Dieser erste Wert könnte um die Anforderungen spezieller Tätigkeiten variiert werden. Eine geringere Leistung ist ausreichend, wenn das Ventilationsvermögen nur noch den Forderungen des Alltags ohne jede Berufsarbeit zu genügen braucht. Diese Leistungsgrenze ist mit den Begriffen Rehabilitation und Resozialisation gemeint: Die offene Lungentuberkulose eines Kranken, der entscheidende Lebensjahre in einer Heilstätte verbringt, soll durch geeignete operative Maßnahmen in eine geschlossene Tuberkulose verwandelt werden, damit der Kranke als Infektionsquelle ausscheidet und in sein soziales Gefüge zurückkehren kann; ein Kranker mit einem erworbenen oder einem angeborenen Herzvitium, der ohne Operation einem unaufhaltsamen Siechtum preisgegeben ist, soll zumindest soweit gebessert werden, daß er in seiner gewohnten Umgebung zu leben vermag, ohne sich und anderen eine Last zu sein.

Die skizzierten Leistungsstufen sind wertvoll für die Beurteilung des endgültigen Ergebnisses von Operationen im Brustraum. Die Thoraxchirurgie fragt aber nach einer Mindestleistung der Lungen, die nötig ist, um das Leben zu erhalten. Sie fragt:

1. Um welchen Anteil darf ein vorhandenes Ventilationsvermögen noch gemindert werden, ohne den lebensnotwendigen Gaswechsel in der Lunge zu gefährden?
2. Wieviel funktionstüchtiges Lungengewebe darf geopfert werden, ohne daß die verbleibende Atemfläche für den Gaswechsel zu klein wird?
3. Sind die Lungengefäße als Bindeglieder zwischen Lungenventilation und Lungendurchblutung in der Lage, sich intra- und postoperativ einer veränderten Strömungsdynamik anzupassen?

Bei den Antworten auf diese Fragen ist zu berücksichtigen, daß die Funktionseinbuße in der postoperativen Phase wesentlich größer sein kann, als es dem Umfang des resezierten oder traumatisierten Lungengewebes entspricht. Pleuraergüsse können das Lungengewebe verdrängen und die Atemfläche über den Umfang des resezierten Parenchyms hinaus vermindern; Atelektasen und Pneumonien können einen ganzen Lungenflügel außer Funktion setzen. Eine verminderte oder ausgefallene Zwerchfellbeweglichkeit setzt das Ventilationsvermögen ebenso herab, wie eine schmerzhaft eingeschränkte Beweglichkeit der Thoraxwände. Die klinische Erfahrung lehrt, daß man immer mit dem vorübergehenden funktionellen Ausfall der operierten Lungenseite rechnen muß. Dann steht nur noch die nichtoperierte Lungenseite für den Gaswechsel zur Verfügung.

Um eine untere Leistungsgrenze der Lungen zu finden, ist zunächst zu klären, wieweit empirisch-statistische Untersuchungen führen und wann eine experimentelle Prüfung der Lungenleistung nötig ist; weiter ist zu prüfen, ob man von der Untersuchung der Lungenventilation ausgehen darf, oder ob ventilationsabhängige Veränderungen der Blutgase den Maßstab liefern müssen.

A. Lungenventilation

1. Die Gesamtventilation als Maß für die Lungenleistung (Spirometrie)

Da die Lungenventilation der Untersuchung am leichtesten zugänglich ist, wurde sie immer wieder für die Beurteilung der Lungenleistung herangezogen. Unter Berücksichtigung von Größe und Gewicht (HAWLETT, JACKSON und PIOLTI), von Geschlecht (LUDWIG, WEST) und Alter (COURNAND) wurden für die *Vitalkapazität* Mittelwerte (Normalwerte, Sollwerte) und ihre prozentualen Abweichungen ermittelt (MEYERS und MAEDER). Um auch die Lungen- und Thoraxelastizität zu berücksichtigen, gingen andere von den Sollwerten des *Atemgrenzwertes* aus (BALDWIN, COURNAND, RICHARDS). TIFFENEAU suchte die Lungenleistung mit Hilfe der Messung des nutzbaren Anteils der Vitalkapazität zu beurteilen. Um die operationsbedingten Ventilationseinschränkungen abzuschätzen, wurden diese Atemstandardgrößen vor und nach der Operation gemessen und verglichen (BIRATH, BRABANDERE, LITTLE, MAURATH, OVERATH, PECORA, TURNER, WENZL u.a.).

Von präoperationen Werten ausgehend, wurden nach Pneumonektomien Minderungen der Vitalkapazität um 21% (SPANGENBERG), nach Lobektomien Minderungen um 10—15% (GEELEN) und 18—23% (MOCKENHAUPT) gefunden; nach einer Segmentresektion werden Minderungen der Vitalkapazität um 14% (MOCKENHAUPT) und weniger (TAYLOR, WARREN, PETTER und WHITTENBERGER) angegeben; die Minderung des Atemgrenzwertes wird um 10% (TAYLOR u. Mitarb.) bis 13% (MOCKENHAUPT) nach Segmentresektionen und um 15% (GEELEN) bis 21% (MOCKENHAUPT) nach Lobektomien angegeben. Der verbleibende Atemgrenzwert beträgt nach Segmentresektionen im Mittel noch 60% des Sollwertes und nach Lobektomien noch 46% des Sollwertes im Mittel (ROSSIER u. Mitarb.).

Die genannten Zahlen der postoperativen Verminderung der Lungenventilation können um weitere Beispiele vermehrt werden. Hatte SPANGENBERG aber schon darauf aufmerksam gemacht, daß eine 30%ige Verminderung der Ventilation für den jungen Menschen eine ganz andere Bedeutung hat als für den älteren, und daß es durchaus nicht gleichgültig ist, wie lange nach der Operation die Atemgrößen kontrolliert werden, und haben TAYLOR und BIRATH gezeigt, wie wenig die Zahl der funktionell ausgefallenen Segmente mit dem Umfang der Ventilationseinbuße parallel geht, so hat BRABANDERE schließlich hervorgehoben, daß der Umfang der Ventilationseinbuße unmittelbar nach Thoraxoperationen

Tabelle 1. *Prä- und postoperative Lungengesamtventilation* (Statistische Werte zu Abb. 1)

		Vor Operation	7 Tage nach Operation	4—6 Wochen nach Operation	6 Monate nach Operation	1 Jahr nach Operation
1.		2.	3.	4.	5.	6.
Pneumonektomien	Z	101	19	98	77	53
Vitalkapazität (cm³)	ε	2774	1010	1480	1665	1731
	σ	740	297	394	421	280
	μ	26,7	29,4	26,3	25,3	16,5
Atemgrenzwert (l/min)	ε	104,3	19,7	50,3	56,0	58,9
	σ	24,7	16,8	17,3	20,9	18,8
	μ	23,7	85,1	34,4	37,3	31,9
Sekundenkapazität % der VK (1. sec)	ε	36,4	20,3	74,8	70,0	69,2
	σ	10,3	11,3	10,2	9,6	9,7
	μ	28,2	55,6	13,3	13,7	14,1
Lobektomien	Z	109	21	76	52	47
Vitalkapazität (cm³)	ε	3354	1321	2145	2673	1404
	σ	874	507	703	879	508
	μ	26,0	38,4	32,8	32,9	21,1
Atemgrenzwert (l/min)	ε	109,2	32,3	75,9	82,5	83,2
	σ	44,5	21,6	30,1	32,6	39,7
	μ	40,7	66,8	39,9	39,5	47,7
Sekundenkapazität % der VK (1. sec)	ε	76,3	25,7	73,2	70,0	72,1
	σ	12,9	13,4	14,5	12,0	17,3
	μ	16,9	52,1	19,8	17,2	24,0
Unterlappenresektionen	Z	25	12	23	18	12
Vitalkapazität (cm³)	ε	3312	1609	2137	2673	1404
	σ	1065	379	528	879	508
	μ	32,2	23,6	24,7	32,9	23,8
Atemgrenzwert (l/min)	ε	95,8	35,1	66,8	82,4	79,2
	σ	26,3	18,7	23,5	32,3	33,8
	μ	27,4	53,3	35,2	39,1	42,7
Sekundenkapazität % der VK (1. sec)	ε	72,5	28,6	78,1	74,9	80,2
	σ	12,4	15,3	10,8	13,6	15,1
	μ	17,1	54,7	13,9	18,2	18,8
Segmentresektionen	Z	68	13	57	49	35
Vitalkapazität (cm³)	ε	3566	1211	2421	3171	3220
	σ	748	327	678	1074	1139
	μ	21,0	27,0	28,1	33,8	34,7
Atemgrenzwert (l/min)	ε	104,4	33,1	90,2	102,7	101,0
	σ	40,1	18,9	35,8	37,2	51,2
	μ	38,5	57,1	39,6	36,1	50,9
Sekundenkapazität % der VK (1. sec)	ε	74,9	25,8	79,5	72,9	75,9
	σ	14,8	12,2	13,9	18,8	17,9
	μ	19,7	47,3	17,5	25,7	23,6

gar nicht abgeschätzt werden kann. Dennoch wurden aus der klinischen Erfahrung heraus Grenzwerte für die Ventilation angegeben, mit denen wegen des unverhältnismäßig großen Risikos nicht mehr operiert werden sollte. Als Grenzwerte werden für die Vitalkapazität 1000 cm³ und für den Atemgrenzwert 30 l/min (ROSSIER u. Mitarb.), bzw. 24–30% des Atemgrenzwertes (MAURATH) angegeben. Die Sekundenkapazität in der 1. sec, der mit 80% als normal gilt (TIFFENEAU), soll 30% nicht unterschreiten (KAPFERER).

Um zu sehen ob diese Grenzwerte die untere Leistungsgrenze der Lungen bezeichnen, wurde das eigene Material durchgesehen. In Abb. 1 und in der Tabelle 1 ist das Ergebnis der Untersuchung festgehalten. Vergleicht man die präoperativen Ventilationswerte mit denen, die in den ersten Tagen nach der Operation gewonnen wurden, dann zeigt sich, daß die mittlere Ventilationseinbuße stets einen der obengenannten Grenzwerte erreicht oder gar unterschreitet. Dabei muß man sich zweierlei vergegenwärtigen: Einmal ist die Standardabweichung ebenso aussagekräftig wie der Mittelwert; mit den hier angegebenen postoperativen Ventilationsminderungen muß demnach regelmäßig gerechnet werden. Zum anderen konnten innerhalb der ersten Wochen nach der Operation nur *die* Kranken spirometriert werden, denen es so gut ging, daß ihnen ein Transport zugemutet werden durfte; Kranke mit wahrscheinlich noch geringeren Ventilationswerten sind in dieser Untersuchung nicht einmal enthalten. In unserem Material betrug demnach die mittlere prozentuale Ventilationseinbuße (wobei der präoperative Wert gleich 100% gesetzt wird) für die Vitalkapazität nach Pneumonektomien 63%, nach Lobektomien 40% und nach Segmentresektionen überraschenderweise sogar 66%. Die mittlere prozentuale Minderung des Atemgrenzwertes betrug nach Pneumonektomien nur 20%, aber nach Lobektomien 70% und nach Segmentresektionen 69%. Die Minderung der Sekundenkapazität betrug nach Pneumonektomien 44%, nach Lobektomien 66% und nach Segmentresektionen ebenfalls 66%. Aus der Tabelle 1 kann weiter abgelesen werden, daß der Ventilationsverlust nach Resektionen eines Unterlappens nicht größer ist, als nach Resektion eines Oberlappens.

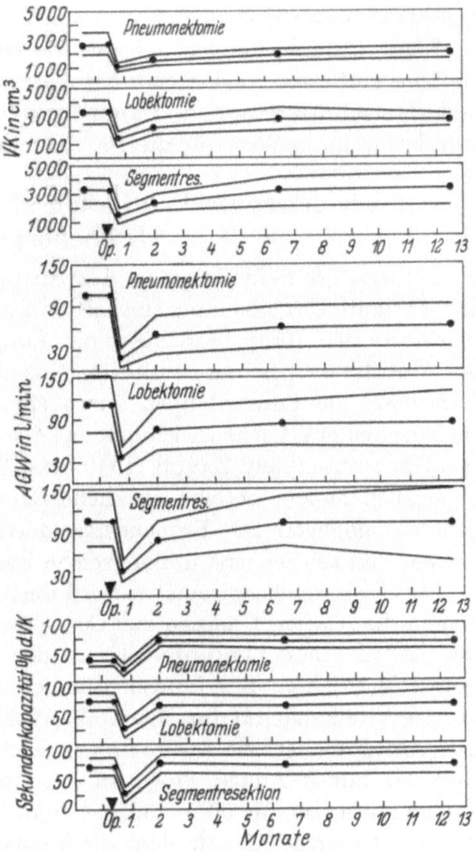

Abb. 1. Die Verminderung der Gesamtventilation der Lungen nach Thoraxoperationen. (Punktierte Kurve: statistischer Mittelwert; ausgezogene Kurven: Standardabweichung, vgl. Tabelle 1)

Außerdem kann die Beobachtung SPANGENBERGs bestätigt werden, wonach es nicht gleichgültig ist, in welchem Abstand nach der Operation die Ventilationswerte kontrolliert werden. Frühestens 6—8 Wochen nach der Operation hat sich die Lungenventilation einigermaßen erholt, und bis zu 1 Jahr nach der Operation darf noch mit einer weiteren Besserung gerechnet werden. Nach Ablauf dieser Fristen ist nach Lobektomien und Segmentresektionen mit einer weitgehenden Wiederherstellung der ursprünglichen Ventilation zu rechnen. Nur nach Pneumonektomien wird der ursprüngliche Umfang der Vitalkapazität und des Atemgrenzwertes nicht wieder erreicht.

Diese Untersuchungen zeigen, wie die oben angegebenen Grenzwerte der Gesamtventilation in den ersten Tagen nach der Operation regelmäßig erreicht und unterschritten werden. Damit verliert die präoperative Messung der Gesamtventilation ihren Wert für die Bestimmung einer unteren Leistungsgrenze.

2. Die getrennte Ventilation als Maß für die Lungenleistung (Bronchospirometrie)

Gleichartige Befunde gaben den Anstoß eine Methode zu entwickeln, mit der die getrennte Untersuchung eines jeden Lungenflügels möglich ist. ARNAUD (1947) blockierte den Hauptbronchus einer Lungenseite und konnte nun den Umfang der Ventilation der anderen Seite messen. ANACKER machte den interessanten Vorschlag, die Lungenlappen durch eine gezielte Lappenspirometrie zu untersuchen; aus praktischen Gründen hat diese Idee keinen Fuß fassen können. Erst seit GEBAUER (1939), ZAVOD (1940) und CARLENS (1949) den Doppellumentubus angegeben haben, ist eine wirkliche Beurteilung der Leistung einer jeden Lungenseite möglich. Die Bronchospirometrie hat rasch Eingang in die Klinik gefunden und seither eine umfangreiche literarische Würdigung erfahren.

Mit der Bronchospirometrie wird die Ventilation jeder Lungenseite gemessen. Indem die relative Leistung zur Gesamtleistung in Beziehung gesetzt wird, kann der Anteil eines Lungenflügels an der Gesamtventilation hinreichend genau ermittelt werden. Bei Lungengesunden beträgt der Anteil der rechten Lunge an der Vitalkapazität im Mittel $53 \pm 2{,}37\%$ und der linken Lunge $47 \pm 2{,}37\%$. Der Anteil der rechten Lunge an der O_2-Aufnahme beträgt im Mittel $53 \pm 3{,}18\%$ und der linken Lunge $47 \pm 3{,}18\%$. Am Atemminutenvolumen ist die rechte Lunge im Mittel mit 56% und die linke Lunge mit 44% beteiligt (HERTZ). Der größere Unterschied, mit dem die Lungenseiten am Atemminutenvolumen beteiligt sind, wird auf die unterschiedlichen Strömungswiderstände in den Katheterlumina zurückgeführt (GAENSLER).

Die Ergebnisse bronchospirometrischer Untersuchungen lassen sich dahin zusammenfassen, daß komplikationslos verlaufene Thorakotomien und Segmentresektionen das Atemvolumen und O_2-Aufnahmevermögen nur um wenige Prozente verringern, selbst nach Lobektomien ist der Verlust an Atemvolumen nicht wesentlich größer. Aber die Sauerstoffaufnahme ist nach Lobektomien im Mittel um 25—30% vermindert (LÖHR und GNÜCHTEL, GNÜCHTEL, LÖHR und ULMER, MAURATH u.a.). Die Folgen einer Operation auf die Ventilation und die Durchblutung eines Lungenflügels lassen sich aber nicht exakt vorhersagen, sie können durchaus unterschiedlich groß sein, besonders wenn der postoperative Verlauf nicht ohne Komplikationen war (HERTZ).

Derartige bronchospirometrische Kontrollen nach Thoraxoperationen wurden mehr oder weniger lange nach Thoraxoperationen ausgeführt. Bronchospirometrische Untersuchungen unmittelbar in den Tagen nach der Operation sind kaum dem Kranken zumutbar, noch bringen sie Kenntnisse, die über die gesamtspirometrischen Befunde hinausgehen. SCHOSTOK hat einzelne Fälle am 3. und 4. postoperativen Tag untersucht und fand einen nahezu vollständigen Funktionsverlust der operierten Lunge. Die gesamtspirometrischen Untersuchungen hatten schon gezeigt, daß die Einbuße der Lungenleistung regelmäßig die Hälfte der präoperativen Lungenleistung und mehr ausmacht. Dadurch wird die klinische Voraussetzung für die Bestimmung einer unteren Leistungsgrenze nur bestätigt.

Aus dieser Übersicht ergibt sich, wie wenig nur auf der Lungenventilation basierende Untersuchungen geeignet sind, eine untere Leistungsgrenze zu ermitteln. Offenbar entscheidet nicht ein absoluter ventilatorischer Wert über den Leistungsumfang der Lungen, sondern der Erfolg der Ventilation auf den Gaswechsel. Das ist die eine Voraussetzung für die Bestimmung einer unteren Leistungsgrenze der Lunge. Die andere Voraussetzung ergibt sich aus der Beobachtung, daß man postoperativ nur mit der Funktion der nicht operierten Lungenseite rechnen darf.

B. Arterielle Blutgase

Die Untersuchungen der Gesamtventilation und der getrennten Lungenventilation haben keine regelmäßig zutreffenden und statistisch gesicherten Werte liefern können, durch die eine untere Leistungsgrenze der Lungen hinreichend genau definiert war. Damit ergibt sich die Notwendigkeit im arteriellen Blut, als dem Erfolgsorgan der ventilatorischen Lungenleistung, nach Merkmalen zu suchen, mit denen eine untere Leistungsgrenze der Lungen charakterisiert werden kann.

1. Die arterielle Sauerstoffsättigung als Maß für die Lungenleistung

Für die Erhaltung des Lebens bedarf es eines ständigen Energieumsatzes. Die dafür benötigten Energien werden zum größten Teil aus der Oxydation energiereicher Verbindungen gewonnen. Zur ausreichenden O_2-Versorgung der Zellperipherie ist ein sinnvolles Zusammenspiel von Kreislauf und Atmung erforderlich. Am Anfang der O_2-Versorgung steht aber die Leistung der Lungen. Es wäre darum naheliegend, den Grad der Arterialisierung des Blutes als Maßstab für die Lungenleistung auszunützen, zumal die arterielle Sauerstoffsättigung (HbO_2) exakt bestimmt werden kann und die Folgen gradueller O_2-Untersättigungen auf den Organismus hinreichend erforscht sind. Es gibt aber mehrere Gründe, die gegen die Benützung der arteriellen O_2-Sättigung als Maßstab für die Lungenleistung sprechen. Die Gründe ergeben sich aus der Art und Weise, wie der Organismus auf O_2-Untersättigungen reagiert:

1. Die Folgen einer O_2-Untersättigung machen sich bei nicht adaptierten Probanden (akute Hypoxie) zuerst und augenfällig am Zentralnervensystem bemerkbar. Unter normalen Bedingungen beträgt die arterielle O_2-Spannung 100 mm Hg (= 97% HbO_2). Bei schrittweiser Minderung der arteriellen O_2-Spannung auf 75 mm Hg (= 90% HbO_2) bis 50 mm Hg (= 84% HbO_2) machen sich

nacheinander Störungen der Aufmerksamkeit, Schläfrigkeit, Kopfschmerzen und gelegentlich Euphorien bemerkbar, deren Intensität mit zunehmendem O_2-Mangel ansteigt (ROSSIER, BÜHLMANN und WIESINGER, PICHOTKA). Wird auf der venösen Seite gar der „kritische Wert" (OPITZ) von 35 mm Hg (= 67% HbO_2) unterschritten, dann fallen die Funktionen der Ganglienzellen im Großhirn aus (OPITZ und SCHNEIDER). Die Geschwindigkeit, mit der diese Wirkungen eintreten, wird durch den Grad und die Dauer der Hypoxie bestimmt (PICHOTKA). Eine vollständige Unterbrechung der O_2-Zufuhr (perakute Hypoxie) ist wegen der Gefahr der Lähmung wichtiger Zentren im Stammhirn nur wenige Minuten mit dem Leben vereinbar (OPITZ und SCHNEIDER).

2. Schon seit den Untersuchungen von PFLÜGER ist es bekannt, daß unter der Einwirkung des O_2-Mangels das Atemvolumen gesteigert wird. Die Vergrößerung des Atemvolumens setzt bei einem inspiratorischen O_2-Druck von 100 mm Hg ein (BENZINGER) und erreicht Steigerungen auf 170% und mehr (GRAY). Es besteht aber keine direkte Abhängigkeit zwischen dem Grad des O_2-Mangels und dem Grad der Atemvolumenzunahme; bei zunehmender Hypoxie kann das Atemvolumen weiter gesteigert werden, gleich groß bleiben oder wieder abnehmen (BENZINGER). Auch Störungen der Atemregulation wie Atempausen und periodisches Atmen sind beobachtet (HALDANE und POULTON).

3. Mit der regulatorisch zunehmenden Lungenventilation im O_2-Mangel ist eine vergrößerte alveoläre Ventilation gekoppelt, es wird mehr CO_2 abgeatmet als dem CO_2-Angebot entspricht. Änderungen des Säure-Basen-Gleichgewichtes sind die Folge (WINTERSTEIN), Verschiebungen des Blut-pH bis 7,8 sind beobachtet (BECKER u. Mitarb.). Das ungleichmäßige Verhalten der Lungenventilation während einer Hypoxie dürfte sich daraus erklären.

4. Während einer Hypoxie werden erhebliche Veränderungen im großen und kleinen Kreislauf beobachtet. Wiederum unterhalb der Grenze einer inspiratorischen O_2-Spannung von 100 mm Hg — das entspricht einer alveolären O_2-Spannung von 55—60 mm Hg — wird das Herzminutenvolumen vergrößert (GROLLMANN, GOLLWITZER-MEIER), etwa von einem Ruheminutenvolumen von 4 auf 7 Liter. Mit höheren Graden des O_2-Mangels nimmt das Herzminutenvolumen weiter zu, um — abhängig von der individuellen Toleranz — wieder abzufallen kurz bevor die Kreislaufregulation zusammenbricht. Infolge der verminderten alveolären O_2-Spannung kontrahieren sich die Lungengefäße, was mit einer Erhöhung des Strömungswiderstandes und mit einer Zunahme der Drucke im rechten Herzen einhergeht (COURNAND, v. EULER und LILJESTRAND, LÖHR, SIEBENS u. Mitarb.).

5. Die genannten Reaktionen auf graduellen O_2-Mangel werden regelmäßig nur bei Nichtadaptierten beobachtet. Bei chronischer Hypoxie, wie nach längerem Aufenthalt in großen Höhen und ebenso bei Bronchialstenosen, beim Emphysem, bei Pneumonosen, chronischen Pneumonien, Tuberkulosen und Sklerose der Lungengefäße werden die Gegenregulationen auf den O_2-Mangel vermißt (GROLLMANN, ASMUSSEN und CONSOLAZIO). Der chronische O_2-Mangel wird zum Teil durch Vermehrung der Erythrocytenzahl und des Hämoglobins ausgeglichen (BERT, HURTADO u. Mitarb., VERZAR, VIAULT). Wieweit eine Empfindlichkeitsänderung des Atemzentrums (GROSSE-BROCKHOFF, REIN und SCHOEDEL) an der Adaptation beteiligt ist, bedarf weiterer Klärung (PICHOTKA).

Auf Grund der Tatsache, daß sich die Folgen einer graduell gesteigerten O_2-Mangelatmung zuerst und am augenfälligsten am Zentralnervensystem manifestieren, verbietet sich die Anwendung der Hypoxie als eine regelmäßige klinische Untersuchungsmethode. Aus begreiflichen Gründen wird man sich hüten, im Experiment am Menschen derartige Effekte überhaupt auszulösen. Auch hat die klinische Erfahrung gelehrt, daß es unter der Narkose und in der postoperativen Phase nahezu immer möglich ist, die Gefahren einer Hypoxie zu umgehen; läßt man reinen Sauerstoff atmen, dann wird die alveoläre O_2-Spannung nahezu um das 7fache erhöht.

Gegen die Verwendung der arteriellen O_2-Sättigung als Maß für eine untere Leistungsgrenze spricht weiter die Verschränkung von Änderungen der Ventilation mit Änderungen der aktuellen Blutreaktion und Änderungen in der Kreislaufsituation. Dem Untersucher muß daran gelegen sein, möglichst eindeutige von der Lungenventilation her bestimmte Reaktionen als Maßstab zu gewinnen. Ein wesentliches Argument gegen die O_2-Sättigung als Maßstab ist schließlich, daß bei vielen unserer Kranken ohnehin schon chronische Hypoxien bestehen. Bei intrakardialen und vasculären Shunts sind mehr oder weniger ausgeprägte O_2-Untersättigungen die Regel (Bayer, Loogen und Walter, Hauch und Hertz). Bei Erkrankungen des Lungenparenchyms ebenso wie bei prä- und postoperativen Einschränkungen der Thorax- und Zwerchfellbeweglichkeit sind Minderungen der arteriellen O_2-Spannung auf 75 mm Hg und weniger nicht selten (Bolt, Daddi, Hertz u. Mitarb., Le Blank, Lindenschmidt, Maurath, Rossier und Wiesinger, Schostok u.a.).

2. Der arterielle Kohlensäuregehalt und das Säure-Basen-Gleichgewicht als Maß für die Lungenleistung

Der Organismus wacht streng über der Erhaltung seines inneren Milieus und trachtet danach, auch geringfügige Veränderungen desselben rasch auszugleichen. Erhebliche Einschränkungen der Lungenfunktion haben nicht nur einen relativen O_2-Mangel zur Folge, sondern gleichzeitig eine CO_2-Retention. Während aber der O_2-Mangel nahezu immer therapeutisch beherrscht werden kann, sind der Behandlung der CO_2-Retention und ihrer Folgen engere Grenzen gesetzt. Mit der Tracheotomie (Björk, Bolt und Gerlach, Brandt, Wassner und L'Allemand) und der künstlichen Beatmung (Björk, Bolt u. Mitarb., Bühlmann, Dönhardt, L'Allemand und Wassner, Scherrer und Hodler, Werkö) lassen sich Situationen mit kritischen CO_2-Retentionen überbrücken. Diese eingreifenden Maßnahmen haben aber auch ihre Gefahren; man wird ihre Anwendung, wenn irgend möglich, zu vermeiden suchen. Wo die Lungen unter normalen Bedingungen nicht in der Lage sind, den Organismus ausreichend mit Sauerstoff zu versorgen, dort ist auch die Kohlensäureausscheidung gestört. Die ventilationsabhängige Kohlendioxydausscheidung und die Vermeidung der respiratorischen Acidose scheinen geeignet, einen Maßstab für die Lungenleistung zu liefern. Dafür sprechen theoretische, klinische und experimentelle Gründe:

1. Die Synthese der spirometrischen und blutgasanalytischen Untersuchungen wurde etwa gleichzeitig in den Arbeitskreisen um Cournand, Baldwin, Riley und um Rossier vollzogen, wobei einerseits Probleme der Diffusion der Atem-

gase durch die alveolo-capilläre Membran und andererseits Fragen der Regulation des Säure-Basen-Gleichgewichtes am Anfang der Untersuchungen standen und folgerichtig auf die Schlüsselstellung der *alveolären Ventilation* hinführten. Hängt es sowohl vom CO_2-Druckgradienten zwischen capillärem Blut und Alveolarraum als auch vom O_2-Druckgradienten zwischen Alveolarraum und Lungencapillarblut ab, ob ein ausreichender Gaswechsel stattfindet, so hängt die Herstellung ausreichender Gradienten unmittelbar vom Umfang der Ventilation des Alveolarraumes ab. Von dem Ausnützungsgrad der Gesamtventilation zum Zwecke der *alveolären Ventilation* wird der Wirkungsgrad (ventilation efficiency) der Atmung bestimmt:

$$\frac{\text{alveoläre Ventilation}}{\text{Ruheminutenvolumen}} \cdot 100. \tag{1}$$

In Prozenten ausgedrückt, beträgt der Wirkungsgrad der Atmung bei Gesunden im Mittel zwischen 65 und 80% (Rossier, Haldane, Birath, Fowler, Enghoff, Riley u.a.). Sinkt die alveoläre Ventilation, dann kommt es zur CO_2-Retention, zum Anstieg des arteriellen CO_2-Gehaltes und der CO_2-Spannung und zu Störungen des Säure-Basen-Gleichgewichtes, meßbar an der Änderung des aktuellen Blut-pH. Diese Zusammenhänge lassen sich an der Hasselbalch-Hendersonschen Formel zur Berechnung des pH verfolgen:

$$\mathrm{pH} = \mathrm{pK}' + \log \frac{(\text{Geamt-}CO_2 \text{ Vol.-\%}) - (0{,}1316 \cdot a \cdot {}^{Pa}CO_2)}{(0{,}1316 \cdot a \cdot {}^{Pa}CO_2)} \tag{2}$$

oder

$$\mathrm{pH} = \mathrm{pK}' + \log \frac{(\text{gebundenes } CO_2)}{(\text{freies } CO_2)}. \tag{3}$$

Aus dem Verhältnis von gebundenem zu freiem CO_2 geht hervor, daß eine gleichsinnige Vermehrung von beiden den pH nicht verändert. Kann aber vermehrt im Blut zurückgehaltenes CO_2 nicht abgeatmet werden, dann nimmt das freie CO_2 zu, der Quotient ändert sich, der pH wird verschoben.

Vom Studium des Säure-Basen-Gleichgewichtes ausgehend, den Erfolg der alveolären Ventilation auf die arteriellen O_2- und CO_2-Gehalte und Spannungen prüfend, gelangte Rossier zu seiner Systematik der unterschiedlichen Formen der Lungeninsuffizienz. Hier interessiert wegen der Grenzstellung zur absoluten, tödlichen Ateminsuffizienz in erster Linie die Globalinsuffizienz (Cournand: ventilatory insufficiency; Brauer-Knipping: respiratorische Insuffizienz), die durch eine unzureichende alveoläre Ventilation hervorgerufen wird. Sie ist gekennzeichnet durch eine erhöhte alveoläre CO_2-Spannung und durch eine erniedrigte alveoläre O_2-Spannung; im arteriellen Blut findet man eine O_2-Untersättigung neben einem vermehrten CO_2-Gehalt, vor allem aber eine erhöhte CO_2-Spannung abhängig vom Grad der Einschränkung der alveolären Ventilation. Der pH bleibt solange in normalen Bereichen als die erhöhte CO_2-Spannung abgepuffert wird; man spricht dann von einer kompensierten Acidose. Nimmt alveoläre Ventilation noch weiter ab dann erschöpfen sich die basischen Puffer im akuten Versuch und das pH wird zur sauren Seite verschoben, es entsteht die dekompensierte Acidose. Da diese Form der Acidose durch ein Versagen des respiratorischen Organs ausgelöst ist, wird sie zum Unterschied von der metabolischen Acidose als respiratorische Acidose bezeichnet. Sie ist mit dem Leben nicht vereinbar.

2. Unter normalen Verhältnissen ist die aktuelle Blutreaktion durch eine CO_2-Spannung von 40 ± 2 mm Hg im Plasma charakterisiert, der ein pH von $7{,}4 \pm 0{,}02$ und ein CO_2-Gehalt von etwa 49 Vol.-% im Vollblut entsprechen. Im experimentellen Atemstillstand erreicht der pH nach 45 min einen Wert von 6,8 (GOLDENSOHN, WHITEHEAD, PARRY, SPENCER und KOPEKY), was einer CO_2-Spannung von 130 mm Hg entspricht. Während der CO_2-Retention kommt es bereits nach 7—8 min zu einer zunehmenden Harnausscheidungssperre (EPPINGER u. Mitarb., KOPEKY u. Mitarb.), gleichzeitig wird der Stoffwechsel im Organismus durch Behinderung der Phosphorylierungsvorgänge (MACKLER, LICHTENSTEIN und GUEST) bis auf $^1/_{20}$ der Norm herabgesetzt (ALBITZKY), die Blutspeicher entleeren sich und vergrößern die zirkulierende Blutmenge, das Herzminutenvolumen und vor allem der systolische Blutdruck steigen an (COBET, EPPINGER u. Mitarb., PARRY u. Mitarb., THAUER) die Hirndurchblutung und der Liquordruck nehmen zu (NOELL und SCHNEIDER), und schließlich beobachtet man am Herzen Frequenzänderungen, Arrhythmien und im Elektrokardiogramm Veränderungen der Reizbildung und Reizleitung (THAUER). Erst bei anhaltender respiratorischer Acidose treten Veränderungen am Hirn auf. Im Excitationsstadium kommt es zu einer Lähmung des Großhirnes und der Reizleitung aus den medullären Zentren. Im Toleranzstadium sind sämtliche Reflexe erloschen, die Pupille ist hochgradig verengt. Im Kollapsstadium werden die medullären Zentren (zuerst das Atemzentrum, danach das Kreislaufzentrum) gelähmt (KILLIAN-WEESE). Die sekundäre Hirnischämie als Folge des Kreislaufzusammenbruches führt zu irreversiblen Schäden am Hirn (OPITZ und SCHNEIDER). Alle diese Folgen einer CO_2-Retention lassen sich durch eine rechtzeitig einsetzende und ausreichend große Lungenventilation innerhalb weniger Minuten folgenlos beseitigen (GOLDENSOHN u. Mitarb., WHITEHEAD u. Mitarb.). Das heißt, daß eine vorübergehende und mäßige CO_2-Retention praktisch ohne Gefahren ist. Erst die anhaltende und hochgradige respiratorische Acidose wird für den Kranken zur ernsten Gefahr.

3. Die Abhängigkeit der Atemregulation von den arteriellen CO_2-Spannungen bzw. dem pH ist vielfach untersucht (HESS, BUCHER, HERING und BREUER, WINTERSTEIN). Es ist gesichert, daß sich das Atemvolumen abhängig von einer steigenden CO_2-Spannung vergrößert. Die Koppelung der Atemregulation an die CO_2-Spannung ist so eng, daß die durch einen O_2-Mangel hervorgerufenen Ventilationsänderungen durchbrochen werden und die Führung der Atemregulation wieder von der aktuellen CO_2-Spannung übernommen wird (PICHOTKA).

Aus dieser Übersicht ergibt sich, daß mit der Kontrolle der CO_2-Ausscheidung bzw. der CO_2-Retention und den davon abhängenden Blutreaktionen ein ebenso empfindlich reagierendes, wie sicher zu handhabendes Maß für die Beurteilung der Lungenleistung vorhanden ist.

C. Definition der Leistungsgrenzen der Lunge

Die Schilderung der postoperativen Lungenventilation hat gezeigt, daß es von der Lungenventilation her keine Werte gibt, die eine untere Leistungsgrenze der Lunge hinreichend genau bezeichnen. Der Erfolg der Lungenventilation muß an den arteriellen Blutgasen abgelesen werden. Einen brauchbaren Maßstab für die Beurteilung der Lungenleistung liefert die Fähigkeit der Lunge, Kohlendioxyd abzuatmen. Dabei ist zu berücksichtigen, ob sich das Urteil auf die Gesamtventilation oder auf die Ventilation eines Lungenflügels bezieht.

Die *absolute* Leistungsgrenze der Lunge ist erreicht, wenn die Gesamtventilation in Ruhe gerade noch ausreicht soviel CO_2 abzuatmen, daß eine respiratorische Acidose vermieden wird. Bei jeder Belastung wird diese Grenze überschritten. Die *wahre* Leistungsgrenze der Lunge wird erreicht, wenn die Gesamtventilation während körperlicher Belastung nicht mehr in der Lage ist, das CO_2-Mehrangebot vollständig abzuatmen; die Leistungsgrenze ist durch die respiratorische Acidose festgelegt. Diese Grenze ist auch dann erreicht, wenn die Lunge eine CO_2-Schuld in der Ruhe wieder ausgleichen kann. Wie groß der Abstand zwischen der absoluten und der wahren Leistungsgrenze ist, hängt vom Einzelfall ab. Der Abstand sei als *ventilatorische Gesamtreserve* bezeichnet. Die ventilatorische Gesamtreserve kann mit Hilfe von Spiroergometrie und Blutgasanalyse ermittelt werden.

Bei der Frage nach einer Lungenleistungsgrenze ist in der Thoraxchirurgie eine Notsituation zugrunde zu legen, bei der die Ventilation *einer* Lungenseite ausreichen muß, um das anfallende CO_2 abzuatmen. Diese *untere* Leistungsgrenze wird demnach erreicht, wenn das Ventilationsvermögen einer Lungenseite in Ruhe gerade noch ausreicht, eine wesentliche CO_2-Retention mit einer Verschiebung der Blutreaktion zur sauren Seite zu vermeiden. Der Umfang der *ventilatorischen Einzelreserven* wird wiederum durch den Umfang der körperlichen Belastung bestimmt, die dem Probanden auferlegt werden darf, ohne daß die Grenze der respiratorischen Acidose überschritten wird. Der Umfang der ventilatorischen Einzelreserven läßt sich mit Hilfe der Bronchospiro-Ergometrie und der Blutgasanalyse bestimmen.

Mit diesen Definitionen ist aber nur die ventilatorische Leistung der Lunge festgelegt. Das Lungenorgan muß aber aus seiner Mittelstellung zwischen Ventilation und Durchblutung verstanden werden. Es sei nur daran erinnert, daß alle Veränderungen im Lungenparenchym nicht nur den ventilatorisch-respiratorischen Bereich der Lungenfunktion treffen, sondern ebenso die Lungendurchblutung. Beim Emphysem, der chronischen Bronchitis, dem Asthma bronchiale, bei Bronchiektasen, bei der Tuberkulose, Silikose und Silikotuberkulose, bei Pleuraschwarten, Lungencarcinomen und bei der schweren Kyphose finden sich sowohl auf der ventilatorisch-respiratorischen Seite als auch im kleinen Kreislauf erhebliche Abweichungen von der Norm, die sich als anatomische Veränderungen an der Lungenstrombahn manifestieren können und schließlich zum Cor pulmonale führen (KIRCH). Auf der anderen Seite zieht die primäre pulmonale Hypertonie sowohl Störungen der Respiration als auch ein Cor pulmonale nach sich (KIRCH, BÜHLMANN u. a.). Es scheint eine Frage der Abgrenzung des Untersuchungsbereiches zu sein, ob man das Reaktionsvermögen der Lungengefäße im Zusammenhang mit dem rechten Herzen als kleinen Kreislauf untersucht, dessen funktionelle Einheit durch seinen Niederdruck gekennzeichnet ist (GAUER) oder ob man wenigstens die von der Ventilation her induzierten Reaktionsweisen der Lungengefäße dem Untersuchungsbereich der Lungenleistung zurechnet. Seit den Untersuchungen von BÜHLMANN, DIRKEN und HEEMSTRA, v. EULER, HERTZ, RAHN und BAHNSON, SIEBENS u. Mitarb. darf es als ausreichend gesichert gelten, daß speziell die peripheren Lungengefäße auf von der Norm abweichende, alveolare O_2- und CO_2-Spannungen in spezifischer Weise reagieren. Da es möglich ist, Art und Umfang der Reagibilität der Lungengefäße zusammen mit den ventilatorischen Einzelreserven zu bestimmen, möge die mehr oder minder große Reagibilität der Lungengefäße den Leistungsreserven der Lunge zugerechnet werden. Ventilatorische Reserven und Reagibilität der Lungengefäße seien unter dem Begriff der *funktionellen* Reserven zusammengefaßt.

II. Die experimentelle Bestimmung der unteren Leistungsgrenze der Lungen

A. Versuchsbedingungen

Aus der Definition der unteren Leistungsgrenze der Lungen ergeben sich die Bedingungen für ihre experimentelle Bestimmung:

1. Das vorhandene Ventilationsvermögen der Gesamtlunge ist derart auf eine Lungenseite zu beschränken, daß diese Lunge genötigt wird, allein das gesamte vom Organismus angebotene Kohlendioxyd abzuatmen.
2. Während die CO_2-Ausscheidung jeder Lungenseite geprüft wird, soll die O_2-Aufnahme auf beiden Seiten unbehindert sein, damit Hypoxie-Effekte vermieden werden.
3. Die Versuchsanordnung muß so getroffen werden, daß nicht nur die Wirkung einer Ventilationseinschränkung auf die CO_2-Abatmung geprüft werden kann, sondern es ist zu zeigen, daß zwischen Ventilationseinschränkung, CO_2-Abgabe, CO_2-Retention und Blutreaktionen feste Beziehungen bestehen.
4. Die Versuchsanordnung muß derart sein, daß sie jedem Kranken zugemutet werden kann und im Rahmen klinischer Funktionsdiagnostik regelmäßig durchführbar ist.

Diesen experimentellen Forderungen wird der von C.W. Hertz (1956) angegebene *einseitige CO_2-Rückatmungsversuch* nach eigenen Beobachtungen und Messungen in reichlich 200 Einzelversuchen an mehr als 150 Kranken gerecht.

Die im Umgang mit dem Versuch gesammelten Erfahrungen lassen es ratsam erscheinen, die Versuchsanordnung und den Versuchsablauf in allen Teilen und in allen Phasen zu beschreiben. Nur so werden die Beziehungen zwischen CO_2-Ausscheidung, CO_2-Retention und Blutreaktion als regelmäßige Beziehungen darstellbar und verständlich. Scheinbar geringfügige Abweichungen von der Versuchsanordnung verändern die Meßergebnisse und verschleiern die Zusammenhänge. Deshalb sollen in einem eigenen Abschnitt die möglichen Fehler mit den Grenzen der Untersuchungsmethode benannt werden. Mathematische Formulierungen dienen dazu, wörtliche Schilderungen auf überschaubare Kurzformen zu reduzieren und sind geeignet, die regelmäßigen Beziehungen so darzustellen, daß sich daraus sichere Grundlagen für die klinische Diagnostik ableiten lassen.

B. Versuchsanordnung[1]

Die Untersuchung soll unter Grundumsatzbedingungen stattfinden. Am Abend vor dem Versuch erhält der Kranke ein Durchschlafmittel, am nächsten

[1] Der Vierglocken-Spirograph „Almara Typ 1959" ist mit allen Vorrichtungen für den einseitigen CO_2-Rückatmungsversuch ausgerüstet.

Morgen 1 Std vor Versuchsbeginn 0,002 g Dilaudid mit 0,0005 g Atropin sufuric. Mit einer 1%igen Pantocainlösung werden Rachenraum, Kehlkopf- und Trachealschleimhaut sorgfältig anaesthesiert. Am liegenden Probanden wird der Carlens-Katheter eingelegt. Gleichzeitig wird eine Verweilkanüle für mehrfache Blutentnahmen in eine Femoralarterie eingelegt.

Im ersten Untersuchungsgang werden beide Lungenseiten mindestens während 10 min bronchospirometriert. Es werden bestimmt: Ventilationswerte, O_2-Aufnahme und CO_2-Ausscheidung. Erst wenn die ständige Beobachtung davon überzeugt hat, daß die Versuchsperson an die Untersuchungsbedingungen gewöhnt ist, darf der folgende Untersuchungsgang angeschlossen werden.

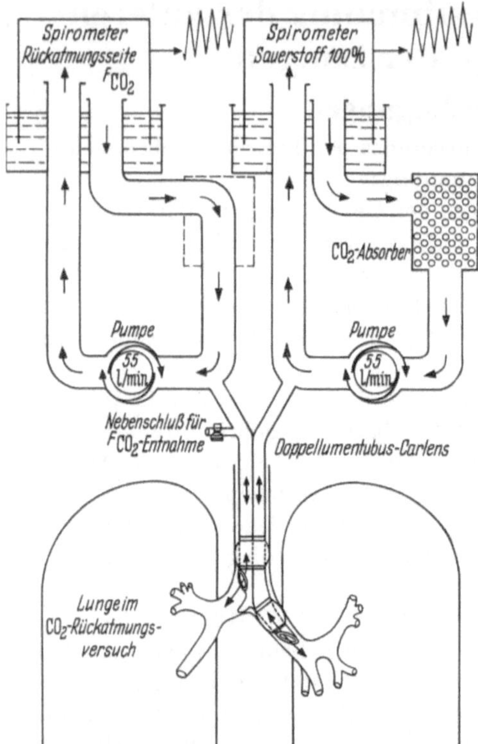

Abb. 2. Versuchsanordnung: Der Kranke ist mit dem Doppellumentubus an das Doppelspirometer angeschlossen; auf einer Seite ist der CO_2-Absorber ausgeschaltet, das ist die Rückatmungsseite; auf der anderen Seite wird CO_2 ständig aus dem System entfernt, das ist die normal atmende Seite, ihre Leistung wird geprüft

Jetzt wird der einseitige CO_2-Rückatmungsversuch durchgeführt. Auf einer Seite des Doppelspirometers wird der CO_2-Absorber ausgeschaltet. Das geschlossene System bleibt erhalten (das ist in Abb. 2 für die rechte Seite eingezeichnet). Beide Spirometer sind mit reinem Sauerstoff gefüllt. Gasreste von vorhergehenden Untersuchungen sind durch gründliche Spülung mit reinem Sauerstoff aus den Systemen entfernt. Die Pumpen sind so eingestellt, daß in beiden Systemen gleichmäßig 55 l/min gefördert werden. Es empfiehlt sich, das Volumen der Spirometerglocke auf der Rückatmungsseite (RAS) etwas zu verringern, damit der CO_2-Anstieg im System schneller erfolgt. Bei den hier mitgeteilten Versuchen wurde auf der Rückatmungsseite mit einem Spirometervolumen von 8,3 Liter gearbeitet. An den derart vorbereiteten Doppelspirometer wird die Versuchsperson angeschlossen. Die Dauer des einseitigen CO_2-Rückatmungsversuches ist nach dem Anstieg von CO_2-% im System der Rückatmungsseite zu bemessen.

Durch diese Versuchsanordnung ist die CO_2-Ausscheidung auf der Rückatmungsseite auf lange Sicht gesehen aufgehoben. Die normal atmende Lungenseite ($\text{Lunge}_{\text{norm}}$) muß dann das gesamte CO_2 abatmen. Es wird geprüft, wieweit die $\text{Lunge}_{\text{norm}}$ dazu in der Lage ist. Im einseitigen CO_2-Rückatmungsversuch wird die zu operierende Lungenseite, mit deren funktionellem Ausfall gerechnet wird, zur Rückatmungsseite; die Lungenseite, deren Leistung für den postoperativen Gaswechsel genügen muß, wird zur $\text{Lunge}_{\text{norm}}$.

C. Messungen

Während des Versuches wurden folgende Messungen ausgeführt:

1. CO_2-Gehalt ($^{F}CO_2$(RAS)) — verkürzt als $^{F}CO_2$ geschrieben — auf der Rückatmungsseite:

a) Zwischen Carlenskatheter und System wurde ein verschließbares T-Stück geschaltet. Durch das T-Stück wurde mit einem Rezipienten in regelmäßigen Zeitintervallen Gasgemisch zur Analyse entnommen (vgl. Abb. 2 rechte Seite).

b) $^{F}CO_2$(RAS) wurde fortlaufend mit dem *Noyons-Diaferometer* registriert. Damit kann der CO_2-Gehalt im Atemgas jeder Lungenseite fortlaufend gemessen und direkt in Prozenten abgelesen werden. Die Latenzzeit des Diaferometers liegt zwischen 10 und 30 sec. Im Vergleich mit Gasanalysen im Scholander-Gerät ist die Exaktheit der Messung mit einer mittleren Abweichung von 0,5% gegeben (ROSSIER, BÜHLMANN und WIESINGER, LELLAU).

2. Mit Rezipienten entnommene Gasproben wurden nach HALDANE oder SCHOLANDER analysiert. Regelmäßig wurden Doppelanalysen ausgeführt. CO_2-Werte, die um mehr als 0,5% voneinander abwichen, wurden verworfen.

3. Im arteriellen Blut wurden CO_2-Gehalt in Vol.-% und O_2-Gehalt in Vol.-% manometrisch nach VAN SLYKE bestimmt. Stets wurden Doppelanalysen ausgeführt. Werte, die um mehr als 0,5 Vol.-% voneinander abwichen, wurden verworfen.

4. Für die Bestimmung der arteriellen O_2-Sättigung und für die CO_2-Spannung wurde Arterienblut mit einem Gasgemisch von bekanntem O_2- und CO_2-Gehalt tonometriert und im van Slyke-Apparat analysiert.

5. Die arterielle CO_2-Spannung wurde mit Hilfe des Nomogramms von HENDERSON ermittelt.

6. Das Blut-pH wurde im Vollblut bei 37° Körpertemperatur mit dem Kompensator E 148 C (Metrohm) gemessen. Als Eichlösung diente die von HASTINGS und SENDROY empfohlene 1/15 molare Phosphatpufferlösung. Stets wurden Doppelbestimmungen ausgeführt. pH-Werte, die um mehr als 0,02 differierten, wurden verworfen.

7. Die Alkalireserve (Standardbicarbonat) wurde im oxygenisierten Vollblut bei 40 mm Hg $^{Pa}CO_2$ bestimmt und auf Plasma umgerechnet.

8. Um die Übereinstimmung der verschiedenen Blutwerte untereinander zu kontrollieren, wurde an Hand des gefundenen $^{Pa}CO_2$-Wertes das pH nach HASSELBALCH-HENDERSON errechnet. Bei Differenzen von mehr als 0,03 zwischen gemessenen und errechneten pH wurden alle zugehörigen Bestimmungen verworfen.

9. Aus den Atemkurven jeder Lungenseite wurden abgelesen: Atemfrequenz, Atemvolumen, prozentuale Zunahme des Atemvolumens, O_2-Aufnahme einer jeden Lungenseite.

D. Versuchsablauf

Durch die angegebene Versuchsanordnung ist die CO_2-Ausscheidung auf einer Lungenseite (Lunge$_{RAS}$) auf die Dauer aufgehoben. Das in diese Lunge einströmende Blut kann sein CO_2 nicht abgeben. Für CO_2 wurde also ein funktioneller Shunt hergestellt. Die unbehindert CO_2 abatmende Lungenseite

($Lunge_{norm}$) muß nun alles im Organismus produzierte CO_2 alleine ausscheiden. Dazu wird sie mehr oder weniger gut befähigt sein. Abhängig von dem Umfang der CO_2-Ausscheidung durch die $Lunge_{norm}$ werden sich die CO_2-Spannungen im arteriellen Blut und in der Exspirationsluft auf jeder Lungenseite ändern. Die Bedingungen für die CO_2-Ausscheidung auf der Rückatmungsseite (RAS) und auf der normal atmenden Lungenseite ($Lunge_{norm}$) und die Änderung der arteriellen CO_2-Gehalte mit ihren Folgen seien nun analysiert.

1. Die Bedingungen für die CO_2-Ausscheidung auf der Rückatmungsseite

Während auf der Rückatmungsseite die O_2-Aufnahme und die Ventilation unbehindert sind, wird das von der Lunge hier in das Spirometersystem abgegebene CO_2 nicht mehr entfernt. Die Folge ist, daß sich CO_2 in dem Lungenvolumen und im Spirometervolumen stetig anreichert. CO_2 wird so lange angereichert, bis zwischen dem CO_2-Partialdruck im Lungencapillarblut, im Lungenvolumen und im Spirometervolumen ein Ausgleich eingetreten ist. Die Änderung von CO_2 im Spirometervolumen (${}^{F}CO_2$(RAS)) wird mit einer der genannten Methoden gemessen.

a) Der CO_2-Anstieg ohne CO_2-Retention

Es sei zunächst angenommen, die $Lunge_{norm}$ sei in der Lage, die bisher von beiden Lungenseiten gemeinsam ausgeschiedene CO_2-Menge alleine und ohne besondere Mühe abzuatmen. Dann besteht zwischen CO_2-Produktion im Organismus und CO_2-Ausscheidung keine Differenz, eine CO_2-Retention findet nicht statt. Die CO_2-Ausscheidung auf der Rückatmungsseite in das Spirometervolumen ist dann abhängig vom CO_2-Gehalt im Lungencapillarblut, von der Größe des $Lungenvolumens_{RAS}$ und des $Spirometervolumens_{RAS}$ sowie von den Eigenschaften der Diffusionsmembran. Die periodische Änderung des Lungenvolumens durch Ex- und Inspiration darf vernachlässigt werden.

Statt von dem prozentualen CO_2-Gehalt auf der Rückatmungsseite (${}^{F}CO_2$(RAS)) zu sprechen, sei aus theoretischen Erwägungen zunächst von CO_2-Konzentrationen im Gasgemisch ($K_{(RAS)}$) und im Lungencapillarblut ($K_{(Blut)}$) gesprochen. Da die CO_2-Konzentration in $Spirometer_{RAS}$ sehr bald gleich derjenigen in der Alveolarluft ist, darf die im Spirometervolumen (V_{RAS}) gemessene CO_2-Konzentration für ${}^{F}CO_2$(RAS) eingesetzt werden.

Zu Versuchsbeginn enthält $V_{Spir.}$ reinen Sauerstoff und keinerlei CO_2.

Bei $t=0$ ist $K_{(RAS)}=0$. Da CO_2 aus dem geschlossenen System nicht entfernt wird, muß $K_{(RAS)}$ stetig ansteigen, und zwar solange, bis zwischen der CO_2-Konzentration im Gesamtvolumen der Rückatmungsseite und derjenigen im lungencapillären Blut $K_{(Blut)}$ ein Ausgleich eingetreten ist. Bei $t\to\infty$ geht $K_{(RAS)}$ gegen $K_{(Blut)}$. Der Anstieg von $K_{(RAS)}$ mit der Zeit ist gegeben durch den Differentialquotienten $\frac{dK_{(RAS)}}{dt}$. Das bedeutet, daß von einem bestimmten Zeitpunkt an (t_n) kein weiterer Anstieg von $K_{(RAS)}$ mehr erfolgt. Schreibt man die Änderung von $K_{(RAS)}$ als zeitabhängige Kurve, dann verläuft diese Kurve von t_n an geradlinig und parallel zur Zeitachse. Der anstiegslose Verlauf der Kurve von $K_{(RAS)}$ besagt,

daß $K_{(RAS)} = K_{(Blut)}$ geworden ist. Bis der erwartete Ausgleich zwischen $K_{(RAS)}$ und $K_{(Blut)}$ eingetreten ist, hängt der Anstieg von $K_{(RAS)}$ von dem Volumen ab, in welches CO_2 hineingegeben wird. Dieses Volumen besteht aus dem Spirometervolumen ($V_{Spir.}$) und dem Volumen der im Rückatmungsversuch befindlichen Lungenseite $\left(V_{Lunge_{(RAS)}}\right)$. Da $V_{Spir.}$ unter den gegebenen Voraussetzungen zu Versuchsbeginn immer die gleiche Größe hat, die sich dann nur noch in Abhängigkeit von der Sauerstoffentnahme ändert, also zu jeder Zeit bekannt ist, und $V_{Lunge_{(RAS)}}$ wohl unbekannt, aber gleichbleibend groß ist, darf $V_{Spir.} + V_{Lunge_{(RAS)}} = V_{(RAS)}$ eingesetzt werden.

Streng genommen ist $V_{(RAS)}$ im Wechsel von Inspiration und Exspiration nicht immer gleich groß. Um dieser Schwierigkeit zu entgehen, kann man statt von einer CO_2-Konzentration auch mit dem Begriff der absoluten Anzahl von CO_2-Molekülen (N) arbeiten. Die zeitliche Änderung von N ist dann gegeben durch $\frac{dN}{dt} = \frac{dK_{(RAS)}}{dt} \cdot V_{(RAS)}$. Dabei sind die ventilatorisch-periodischen Konzentrationsänderungen von $K_{(RAS)}$ summarisch in N enthalten. N wird von Versuch zu Versuch unterschiedlich groß sein, abhängig davon, ob der Versuch unter Grundumsatzbedingungen stattfindet oder ob für die Bewältigung der Ventilationsaufgabe während des Versuches ein größerer Energieaufwand erforderlich ist.

Und schließlich ist der Anstieg von $K_{(RAS)}$ in der Zeit abhängig von der für die Diffusion zur Verfügung stehenden Alveolarmembranfläche (M). Bezeichnet man mit H die pro Sekunde und Flächeneinheit tatsächlich nach $V_{(RAS)}$ übertretende Anzahl von CO_2-Molekülen, dann werden in der Zeiteinheit $H \cdot M$ Moleküle CO_2 nach $V_{(RAS)}$ abgegeben. H ist der Differenz von $K_{(RAS)}$ und $K_{(Blut)}$ proportional; die Proportionalitätskonstante werde mit U bezeichnet; sie hat die Dimension einer Permeabilitätskonstanten, nämlich cm/sec. Es gilt also

$$H = U(K_{(Blut)} - K_{(RAS)}). \tag{4}$$

Einsetzen führt zu

$$\frac{dK_{(RAS)}}{dt} \cdot V_{(RAS)} = M \cdot U(K_{(Blut)} - K_{(RAS)}) \tag{5}$$

oder

$$\frac{V_{(RAS)}}{M \cdot U} \cdot \frac{dK_{(RAS)}}{dt} + K_{(RAS)} = K_{(Blut)}. \tag{6}$$

Streng ist $\frac{dK_{(RAS)}}{dt}$ nicht proportional $K_{(Blut)} = K_{(RAS)}$, sondern

$$K_{(Blut)} = K_{(im\ Alveolarraum)}.$$

Die CO_2-Konzentration im Alveolarraum ändert sich mit der Atemperiode, sie ist während der Exspiration höher als während der Inspiration (Du Bois, Britt und Fenn). Diese periodische Schwankung wird vernachlässigt. Unter den gegebenen Bedingungen des einseitigen CO_2-Rückatmungsversuches wird aber die CO_2-Konzentration im Spirometersystem praktisch gleich derjenigen im Alveolarraum, wenn zwischen den CO_2-Spannungen im Blut und im Alveolarraum der Ausgleich eingetreten ist. Vereinfachend darf $K_{(Blut)} = K_{(RAS)}$ eingesetzt werden, wobei $K_{(RAS)}$ die mittlere CO_2-Konzentration meint, gemittelt über den Zeitraum eines Atemzuges und gemittelt über das gesamte System der Rückatmungsseite.

Die inhomogene Differentialgleichung (6) beschreibt den Anstieg von $K_{(RAS)}$ in der Zeit. Die homogene Differentialgleichung lautet dann

$$\frac{V_{(RAS)}}{M \cdot U} \cdot \frac{dK_{(RAS)}}{dt} + K_{(RAS)} = 0. \tag{7}$$

Zur allgemeinen Lösung der inhomogenen Differentialgleichung gelangt man, indem man eine spezielle, durch die Randbedingungen (= experimentelle Voraussetzung) der inhomogenen Gleichung gegebene Lösung zur Lösungsmannigfaltigkeit der homogenen Gleichung addiert. Die hier vorausgesetzte Randbedingung ist, daß sich die CO_2-Konzentration im Blut nicht (oder nur unwesentlich) ändert. Vom Versuchsbeginn an ist $K_{(Blut)}$ konstant. Dann ist $K_{(RAS)} = K_{(Blut)}$, also $\frac{dK_{(RAS)}}{dt} \to 0$ für $t \to \infty$ eine spezielle Lösung der inhomogenen Gleichung. Zur Lösung der homogenen Gleichung wird der Ansatz

$$K_{(RAS)} = Be^{-ct} \quad \text{gemacht; es ist also} \quad \frac{dK_{(RAS)}}{dt} = -cBe^{-ct}. \tag{8}$$

Einsetzen in die homogene Gleichung ergibt

$$\frac{V_{(RAS)}}{M \cdot U} \cdot -cBe^{-ct} + Be^{-ct} = 0. \tag{9}$$

Ausklammern von Be^{-dt} führt zu

$$Be^{-ct}\left(1 - c \cdot \frac{V_{(RAS)}}{M \cdot U}\right) = 0. \tag{10}$$

Da aber Be^{-ct} nicht für alle t gleich Null sein kann, muß $\left(1 - c \cdot \frac{V_{(RAS)}}{M \cdot U}\right) = 0$ sein. Die Gleichung für die zu einer beliebigen Zeit in $V_{(RAS)}$ vorhandene CO_2-Konzentration lautet dann

$$K_{(RAS)} = K_{(Blut)} + Be^{-\frac{M \cdot U}{V_{(RAS)}} \cdot t}. \tag{11}$$

Es bleibt jetzt noch die Aufgabe, die Integrationskonstante B zu ermitteln. Aus der anderen Randbedingung (durch das Experiment gegebene Voraussetzung) $K_{(RAS)} = 0$ bei $t = 0$ folgt, daß $B = K_{(Blut)}$ ist. Einsetzen führt zu

$$K_{(RAS)}(t) = K_{(Blut)} - K_{(Blut)} \cdot e^{-\frac{M \cdot U}{V_{(RAS)}} \cdot t} \tag{12}$$

oder

$$\boxed{K_{(RAS)}(t) = K_{(Blut)}(t) \cdot \left(1 - e^{-\frac{M \cdot U}{V_{(RAS)}} \cdot t}\right).} \tag{13}$$

Diese Gleichung schildert den Verlauf der CO_2-Kurve im Gesamtvolumen der Rückatmungsseite. Sie enthält nicht nur alle Faktoren, von denen der Kurvenverlauf abhängig ist, sondern läßt auch erkennen, in welcher Weise sie die Kurve beeinflussen. Die Gleichung zeigt, daß der Anstieg des CO_2-Gehaltes im Volumen der Rückatmungsseite direkt vom CO_2-Gehalt des Lungencapillarblutes bestimmt wird und daß die für den Gaswechsel entscheidenden Atemgrößen — nämlich das Lungenvolumen, die Diffusionsmembran und deren Eigenschaften hinsichtlich der CO_2-Durchlässigkeit — auf die Form der CO_2-Konzentration einwirken.

b) Der CO_2-Anstieg mit zeitlich begrenzter CO_2-Retention

Nicht in jedem Fall ist die Lunge$_{norm}$ vom Beginn des Versuches an fähig, alleine alles CO_2 abzuatmen. Dann besteht eine Differenz zwischen dem im Organismus produzierten CO_2 und dem ausgeschiedenen CO_2. Das hat eine CO_2-Retention zur Folge, die als Zunahme des arteriellen CO_2-Gehaltes bzw. CO_2-Spannung gemessen wird. Die Zunahme der CO_2-Spannung übt einen Reiz auf das Atemzentrum aus, demzufolge die Lunge$_{norm}$ ihr Atemvolumen vergrößert und nun mehr CO_2 in der Zeit ausscheidet. Besitzt die Lunge$_{norm}$ genügende ventilatorische Reserven, dann atmet sie von einem bestimmten Zeitpunkt an wieder ebensoviel CO_2 ab, wie zuvor beide Lungen gemeinsam. Von diesem Zeitpunkt an bleibt $K_{(Blut)}$ konstant, dann ist $K_{(RAS)}$ wieder gleich $K_{(Blut)}$.

Für diesen Fall ist die strenge Integration schwieriger und verlangt einen größeren mathematischen Aufwand. Deshalb sei die Beschränkung auf eine qualitative Analyse gestattet. Unter den jetzt genannten Voraussetzungen, daß $K_{(Blut)}$ in der ersten Versuchsphase ansteigt, ergibt sich, daß (bei gleichem Ausgangswert von $K_{(RAS)}$) $\frac{dK_{(RAS)}}{dt}$ größer als im ersten Fall sein muß, bis $K_{(RAS)}$ zu einer bestimmten Zeit $t_{(n)}$ wieder gleich $K_{(Blut)}$ geworden ist. Das bedeutet, daß die Kurve von $K_{(RAS)}$ vom Beginn des Versuches an steiler verläuft und in allen Abschnitten über derjenigen $K_{(RAS)}$-Kurve liegt, die der ersten Voraussetzung gehorcht. Von $t_{(n)}$ an verläuft die Kurve aber wieder parallel zur Zeitachse. Für die Beschreibung der Zusammenhänge darf die Gleichung (11) bestehen bleiben, mit der wesentlichen Einschränkung, daß sie für den Zeitabschnitt $t_{(0)}$ bis $t_{(n)}$ nur in grober Näherung gilt, und für den Zeitabschnitt $t_{(n)}$ bis $t \to \infty$ wieder zutrifft.

c) Der CO_2-Anstieg bei stetig zunehmender CO_2-Retention

Die Lunge$_{norm}$ ist unter bestimmten krankhaften Umständen schlechthin nicht in der Lage alleine eine ausreichende CO_2-Ausscheidung zu bewirken. Da mit der Lunge$_{RAS}$ so lange CO_2 ausgeschieden wird, bis das Konzentrationsgleichgewicht zwischen dem System der Rückatmungsseite und dem Lungencapillarblut eingetreten ist, kommt es zu einer CO_2-Retention im Organismus, meßbar im arteriellen Blut. In diesem Fall wird $K_{(RAS)}$ niemals gleich $K_{(Blut)}$, $\frac{dK_{(RAS)}}{dt}$ wird unendlich groß. Das heißt, daß die Kurve von $K_{(RAS)}$ unaufhaltsam ansteigt. Die Gleichung (13) gilt jetzt nicht mehr.

In einem Fall, in dem die Lunge$_{norm}$ zwar einen durchaus ungenügenden CO_2-Anteil ausscheidet, und sei dieser Anteil auch noch so gering, trifft es zwar theoretisch zu, daß einmal ein Zeitpunkt erreicht wird, an dem $K_{(RAS)}$ wieder gleich $K_{(Blut)}$ wird. Bis dieser Zeitpunkt aber erreicht wird, hat die CO_2-Retention Grade erreicht, die mit dem Leben nicht mehr vereinbar sind. Auf die mathematische Ableitung einer für diesen Fall zutreffenden Gleichung wird deshalb verzichtet.

2. Die gemessene CO_2-Ausscheidung auf der Rückatmungsseite

Der CO_2-Gehalt in das Volumen der Rückatmungsseite wird als $^FCO_2$ mit einer der angegebenen Methoden gemessen. Verbindet man die in nacheinander folgenden Zeitpunkten gemessenen CO_2-Werte, dann gewinnt man eine Kurve. Es ist nun zu prüfen, ob die so gewonnenen $^FCO_2$-Kurven den dargelegten Überlegungen gehorchen. Dem steht die Schwierigkeit gegenüber, daß sich CO_2 im Lungencapillarblut als CO_2-Spannung und im System der Rückatmungsseite als CO_2-Gehalt gemessen wird. Diese Schwierigkeit läßt sich umgehen. Gemessen wurden $K_{(RAS)}$ als $^FCO_2$. Unbekannt bleiben Alveolarmembranfläche (M), Permeabilitätskonstante (U) und $V_{(RAS)}$. Durch Umwandlung der Gleichung (11) ergibt sich

$$\frac{1}{t}\ln\left(\frac{K_{(Blut)}}{K_{(Blut)}-K_{(RAS)}(t)}\right)=\frac{M\cdot U}{V_{(RAS)}}. \tag{14}$$

Wird nun der Exponent $\frac{M\cdot U}{V_{(RAS)}}$ als b bezeichnet, dann läßt sich der Exponent b berechnen aus

$$\frac{1}{t}\ln\left(\frac{K_{(Blut)}}{K_{(Blut)}-K_{(RAS)}(t)}\right)=b \tag{15}$$

unter der Voraussetzung, daß der Wert für $K_{(Blut)}$ dadurch bekannt wird, daß die Kurve von $K_{(RAS)}$ von der Zeit t_n an nicht mehr ansteigt, weil dann $K_{(RAS)}=K_{(Blut)}$ geworden ist. Theoretisch dürfte dieser Fall nicht eintreten, da ständig ein gewisser CO_2-Betrag durch V_{norm} ausgeschieden wird, so daß sich die Kurve von $^FCO_2(RAS)$ nur asymptotisch der Parallelen der t-Achse nähert. Denn erst zur Zeit $t\to\infty$ geht $K_{(RAS)}$ gegen $K_{(Blut)}$. Führt man aber den Versuch nur über eine genügend lange Zeit durch, dann erreicht man doch einen Zeitpunkt (t_n), von dem an $K_{(RAS)}$ praktisch gleich $K_{(Blut)}$ ist. Die asymptotische Näherung der CO_2-Kurve an die Parallele ist nun so groß, daß die Differenz zwischen beiden der Meßgenauigkeit entgeht. Wird der Versuch bis zur Parallelität der Zeitachse und der $^FCO_2$-Kurve durchgeführt, dann ist $K_{(Blut)}$ bekannt, und der Wert von $^FCO_2(RAS)(t_n)$ kann als Wert für $K_{(Blut)}$ unmittelbar in die Formel eingesetzt werden. Der Exponent b wird so ermittelt und kann als wie $K_{(Blut)}$ in die Formel eingesetzt werden[1]:

$$K_{(RAS)}=K_{(Blut)}\cdot(1-e^{-bt}) \tag{16}$$

oder

$$\boxed{^FCO_2={}^FCO_2(t)\cdot(1-e^{-bt}).} \tag{17}$$

Mit dieser Methode kann, sofern $^FCO_2$ bei t_n bekannt ist, kontrolliert werden, wieweit die gemessene $^FCO_2$-Kurve angegebenen Voraussetzungen nachkommt. Wie ausgeführt, gilt die Gleichung (13) streng nur für den Fall, daß der CO_2-Gehalt im Blut sich nicht ändert. Bei geringfügiger Änderung des CO_2-Gehaltes im Blut gilt die Formel nur als Näherung;

[1] Rechenbeispiel: Aus einer Kurve von $^FCO_2(RAS)$ wird $K_{(Blut)}$ bei $^FCO_2(RAS)(t_n)=7{,}8\%$ abgelesen. Bei $t-5$ min beträgt $^FCO_2(RAS)=4{,}24\%$. Dann ist b nach Gleichung (15) $b=\frac{1}{5}\ln\left(\frac{7{,}8}{7{,}8-4{,}24}\right)=0{,}157$. Einsetzen in Gleichung (17) führt zu $^FCO_2(RAS)=7{,}8\times(1-e^{-0{,}157\cdot t})$. Nun läßt sich $^FCO_2(RAS)$ für jede beliebige Zeit berechnen: wenn $t=10$ min ist, dann ist $^FCO_2(RAS)=6{,}17\%$; wenn $t=20$ min ist, dann ist $^FCO_2(RAS)=7{,}46\%$.

in diesem Fall geht man von den gemessenen Werten aus; man findet dann, daß die berechnete Kurve zwischen t_0 bis t_n um ein weniges über der gemessenen Kurve gelegen ist. Für den Fall, daß der CO_2-Gehalt im Blut kontinuierlich steigt, gilt die Formel nicht.

Die praktische Bedeutung der abgeleiteten Formel besteht darin, daß man die Versuchsdauer beschränken kann. Der gemessene Kurvenschenkel kann sinngemäß verlängert und der so geschätzte $^{F}CO_2$-Endwert versuchsweise eingesetzt

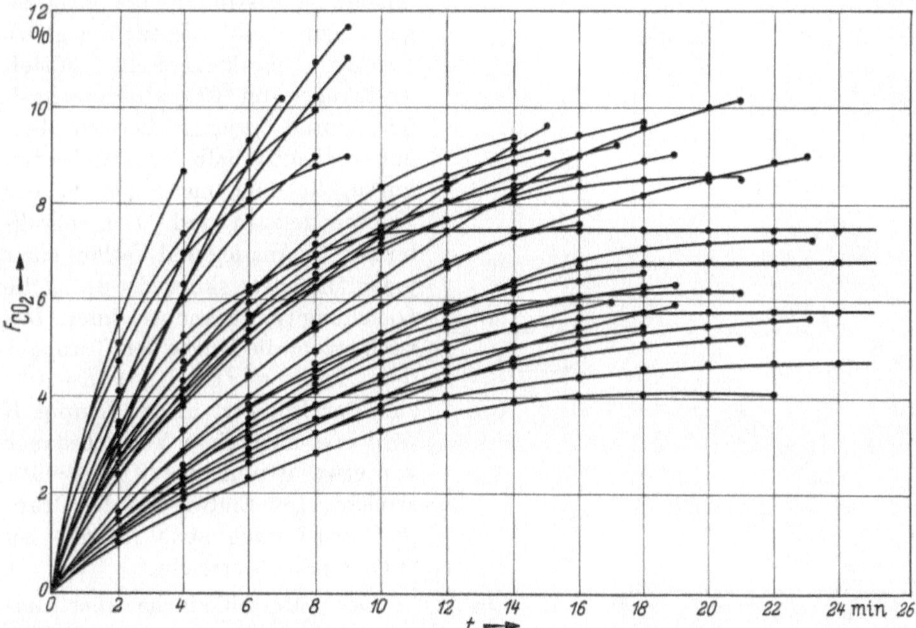

Abb. 3. 32 unterschiedliche Anstiege des CO_2-Gehaltes ($^{F}CO_2$-%) im Gesamtvolumen der Rückatmungsseite

werden. So ist es möglich, nach einer kurzen Versuchsdauer nur auf Grund eines begrenzten Abschnittes der $^{F}CO_2$-Kurve ein gültiges Versuchsergebnis zu gewinnen (vgl. VI/A/b).

Da die Leistungsfähigkeit der $\text{Lunge}_{\text{norm}}$ ebenso wie das Gesamtvolumen, die Diffusionsfläche und die Permeabilitätskonstante von Fall zu Fall unterschiedlich groß sind, hat jede Versuchsperson ihre individuelle $^{F}CO_2$-Kurve.

Abb. 3 zeigt die Kurven von 32 Kranken. Es wurden bewußt möglichst unterschiedliche Kurvenverläufe zusammengestellt, um die Mannigfaltigkeit der möglichen Verläufe zu veranschaulichen. Die Übersicht läßt aber doch schon eine gewisse Gruppierung erkennen in der Weise, daß ein Teil der Kurven einem $^{F}CO_2$-Endwert zwischen 4 und 7% zustrebt; eine zweite Kurvenschar strebt einem $^{F}CO_2$-Endwert zwischen 9 und 11% zu; die in der Abb. 3 am weitesten oben gelegene Kurvenschar strebt einem $^{F}CO_2$-Endwert zu, der weit über 12% gelegen sein würde. Dieser erste Überblick läßt erkennen, daß es um so länger dauert, bis sich $^{F}CO_2$ asymptotisch einer Geraden nähert, je steiler der Kurvenanstieg zu Versuchsbeginn ist. Das heißt, bei anfänglich sehr steilem Kurvenanstieg dauert es sehr viel länger, bis t_n erreicht ist; bei flachem Kurvenanstieg wird t_n früher erreicht.

Diese Beobachtung wird erhärtet, wenn man Kurven gleicher Steilheit und gleichen Verlaufes, die nahe zusammengelegenen $^{F}CO_2$-Endwerten zustreben, gruppenweise zusammenfaßt. Das ist in Abb. 4 geschehen. Gruppe A umfaßt eine Schar von 16 Kurven, Gruppe B von 50 Kurven und Gruppe C von 39 Kurven. Aus den fortlaufend ermittelten Meßwerten der einzelnen Kurven wurde ein der Kurvenschar gemeinsamer Mittelwert bestimmt; die ausgezogene Kurve gibt die für die ganze Gruppe charakteristische Mittelwertskurve von $^{F}CO_2$ wieder; schraffiert wurde derjenige Bereich oberhalb und unterhalb der Mittelwertskurve, in dem mehr als $^3/_4$ der Kurven gelegen sind. Der charakteristische Anstieg und Verlauf einer jeden Mittelwertskurve ist durch die Gleichung (17) gekennzeichnet. Danach strebt die Kurve der Gruppe A dem Endwert $^{F}CO_2(t_n) = 15-20\%$ zu. Der Endwert in der Gruppe B wird erst nach einer Versuchsdauer von etwa 40 min bei $^{F}CO_2(t_n) = 9\%$ erreicht. Der Endwert in der Gruppe C wird nach etwa 30 min bei $^{F}CO_2(t_n) = 6\%$ erreicht.

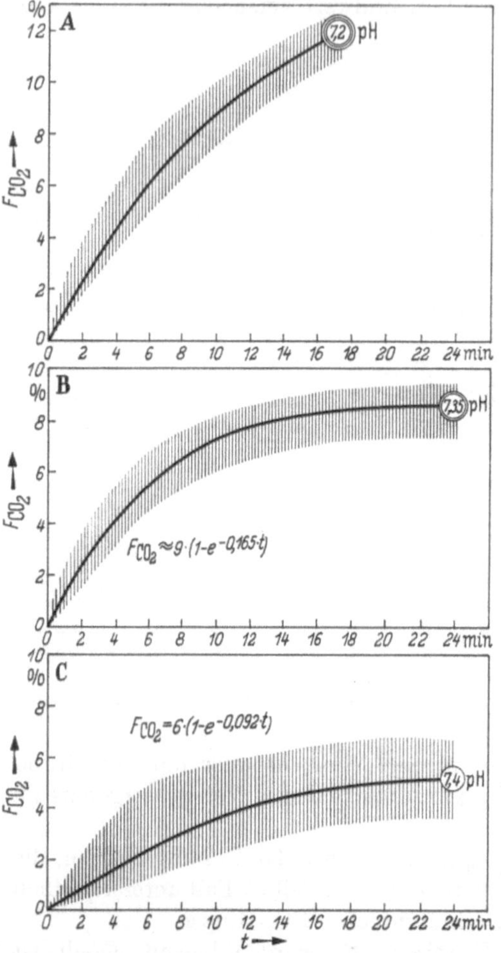

Abb. 4. Mittelwertskurven des CO_2-Anstieges ($^{F}CO_2$-%) im Gesamtvolumen der Rückatmungsseite nach Gruppen geordnet. Das mittlere pH kennzeichnet eine jede Gruppe

Der unterschiedliche aber charakteristische Verlauf der drei Mittelwertskurven von $^{F}CO_2$ besagt zunächst nicht mehr, als daß während des einseitigen CO_2-Rückatmungsversuches in verschiedenen Krankengruppen unterschiedlich rasche CO_2-Anstiege auf der Rückatmungsseite beobachtet werden. Der diagnostische Wert der $^{F}CO_2$-Kurven wird erst deutlich, wenn man sie mit den gleichzeitigen, CO_2-abhängigen Reaktionen im arteriellen Blut vergleicht.

3. Die arteriellen Blutgase während des Versuches

Als Folge des intrapulmonalen Shunts muß eine Änderung der CO_2-Werte im Blut parallel zum CO_2-Gehalt auf der Rückatmungsseite erwartet werden. Um das zu prüfen, wurden während des Versuches in Abständen Blutproben aus der Arteria femoralis entnommen und untersucht.

Während des Versuches inspirieren beide Lungenseiten reinen Sauerstoff, auf der Rückatmungsseite vermindert um den prozentualen CO_2-Anteil. Regelmäßig

wurde eine vollständige Sauerstoffsättigung gefunden. Eine Hypoxie war mit Sicherheit vermieden worden.

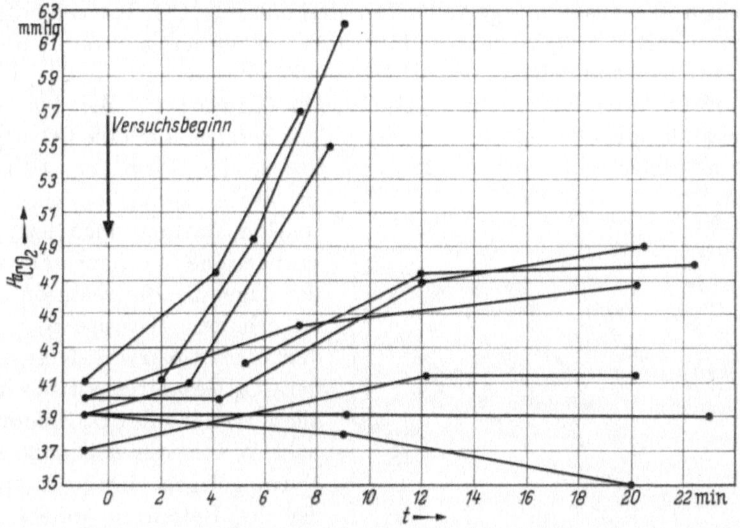

Abb. 5. Änderung der arteriellen CO_2-Spannung ($^{Pa}CO_2$ mm Hg) während des Versuches

Da das Verhältnis von freiem zu gebundenem CO_2 die aktuelle Blutreaktion bestimmt, sagen die jeweiligen Werte der CO_2-Spannung und des pH mehr aus,

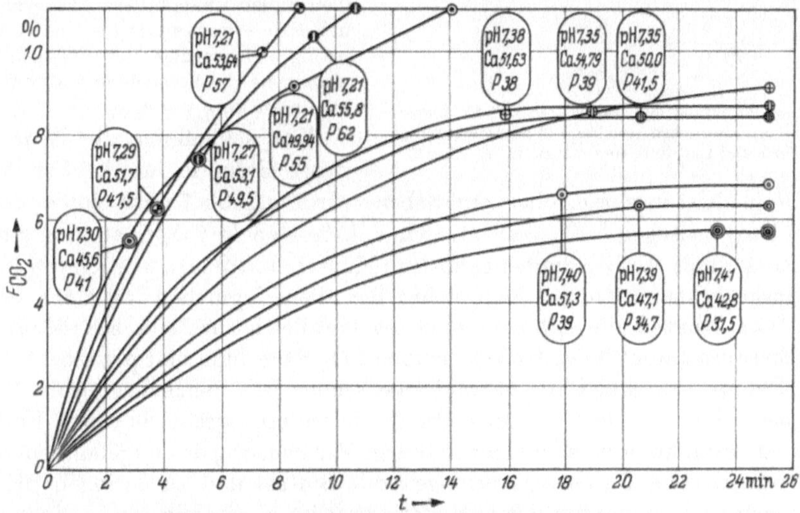

Abb. 6. Zusammenhang zwischen CO_2-Gehalt der Rückatmungsseite ($^{F}CO_2$-%) und CO_2-Gehalt (Ca), CO_2-Spannung (P) und pH im arteriellen Blut. (Zusammengehörige Kurven und Blutwerte sind markiert, vgl. Abb. 7)

als die CO_2-Vol.-%-Werte. In Abb. 5 sind eine Reihe von $^{Pa}CO_2$-Kurven zusammengestellt. Die einzelnen Meßpunkte eines Versuches wurden miteinander verbunden. Man sieht, daß es Versuche ohne oder mit nur geringfügigen Änderungen der CO_2-Spannung gibt und Versuche, bei denen sehr erhebliche Änderungen der CO_2-Spannung zu verzeichnen sind.

Um nun die Verbindung zwischen den $^{F}CO_2$(RAS)- und den $^{Pa}CO_2$-Werten herzustellen, wurden aus jeder der drei bisher beschriebenen Versuchsgruppen Beispiele in Abb. 6 zusammengestellt. Den drei unteren $^{F}CO_2$-Kurven entsprechen nahe ihrem Gipfel $^{Pa}CO_2$-Werte, die innerhalb der normalen Streubreite gelegen sind; der pH bleibt ebenfalls normal. Das heißt, eine wesentliche CO_2-Retention hat bei diesen Versuchen nicht stattgefunden (Gruppe C). Bei den mittleren Kurven liegt der pH ebenfalls noch in normalem Bereich, auch die CO_2-Spannung bleibt normal oder rückt nur an die obere Grenze der Norm vor. Selbst wenn in diesen Versuchen eine CO_2-Retention stattgefunden hat, war das vorhandene Puffersystem doch in der Lage, die Blutreaktion konstant zu erhalten (Gruppe B). Aber bei den oberen Kurven steigt nicht nur der CO_2-Gesamtgehalt rasch an, vor allem erreicht die CO_2-Spannung sehr bald Werte, die weit außerhalb der Norm gelegen sind. Entsprechend der CO_2-Retention ändert sich der Quotient gebundenes zu freiem CO_2: der pH wird mehr und mehr zum Sauern verschoben (Gruppe A).

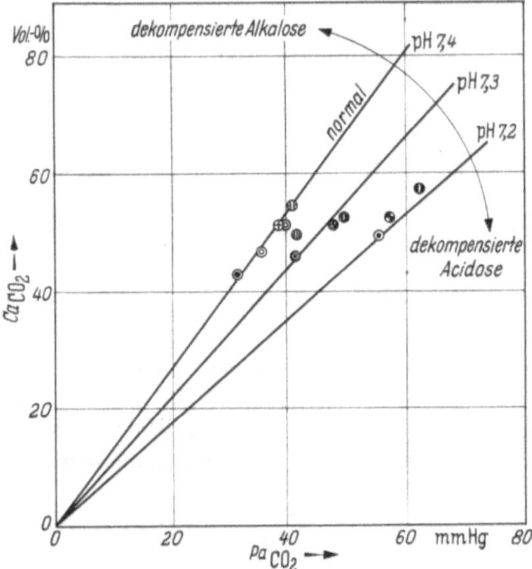

Abb. 7. Die Bedeutung der $^{F}CO_2$-Kurve für die Entstehung der respiratorischen Acidose. (Zusammengehörige $^{F}CO_2$-Werte und Blutwerte sind markiert, vgl. Abb. 6)

Die Alkalireserve des Blutes blieb in allen Fällen unverändert. Das war nicht anders zu erwarten, da für eine versuchsbedingte Änderung des CO_2-Bindungsvermögens die Versuchszeiten von 20 bis 40 min zu kurz waren.

Um schließlich die Bedeutung dieser Befunde für die Ermittlung einer Lungenleistungsgrenze hervorzuheben, wurde in Abb. 7 noch einmal der Zusammenhang zwischen $^{F}CO_2$-Werten, CO_2-Vol.-%-Gehalt, CO_2-Spannung und pH zusammengestellt. Die zusammengehörigen Kurven und Werte wurden jeweils mit einer Marke gekennzeichnet. Man sieht: Bei allen Versuchen mit flach verlaufenden $^{F}CO_2$-Kurven, die sich sehr bald der Parallelen zur Zeitachse nähern und einem Endwert unter 7% zustreben, bleiben CO_2-Spannung und pH innerhalb der Norm (Gruppe C). Steigt die $^{F}CO_2$-Kurve schon zu Versuchsbeginn steiler an, nähert sie sich später der Parallelen zur Zeitachse und strebt sie einem Endwert um 9% zu, dann kommt es zu einer mäßigen Vermehrung des ungebundenen CO_2 (bei unverändertem Pufferungsvermögen des Blutes) und zu geringen pH-Verschiebungen. Die Zunahme der CO_2-Retention ist aber ohne ernste Bedeutung (Gruppe B). Aber den von Versuchsbeginn an steil ansteigenden $^{F}CO_2$-Kurven, die keinerlei Neigung zeigen, sich einer Parallele zur Zeitachse zu nähern, ist eine ganz erhebliche Zunahme der CO_2-Spannung mit einer unkompensierten Acidose zugehörig. Das pH zeigt bei hohen $^{F}CO_2$-Werten eine dekompensierte Acidose an (Gruppe A).

Diese Befunde besagen: Je flacher der Anstieg der $^{F}CO_2$-Kurve ist und je früher der Anstieg endet, um so geringer ist die erzeugte CO_2-Retention. Mit zunehmender Steilheit der Kurve und je länger er andauert, um so größer ist die CO_2-Retention. ${}^{F}CO_2$-Kurven, die vom Beginn des Versuches an unaufhaltsam steigen ohne erkennbare Tendenz sich der Parallelen zur Zeitachse zu nähern, zeigen regelmäßig eine erhebliche CO_2-Retention an.

Es ist demnach erlaubt, unmittelbar aus dem Verlauf der ${}^{F}CO_2$-Kurve auf die Leistungsfähigkeit der $Lunge_{norm}$ zu schließen. Je flacher die ${}^{F}CO_2$-Kurve verläuft, um so besser gelingt der $Lunge_{norm}$ die CO_2-Ausscheidung, um so leistungsfähiger ist sie. Je steiler die Kurve verläuft, um so geringer ist ihre Leistungsfähigkeit. Ein spezieller Grenzfall liegt bei völliger Insuffizienz der $Lunge_{norm}$ vor; dann steigt die ${}^{F}CO_2$-Kurve linear und steil an. Solange die $Lunge_{norm}$ aber noch CO_2 ausscheidet, und mag der Betrag auch noch so gering sein, solange wird die Kurve gekrümmt verlaufen und — zumindest theoretisch — einem Endwert zustreben, auch wenn sie ihn praktisch nie erreicht.

Diese Deutung der Befunde ist berechtigt. In Abb. 4 wurde am Ende der ${}^{F}CO_2$-Mittelwertskurven der Mittelwert des jeweiligen pH-Wertes eingetragen. In Gruppe A zeigt der pH-Wert die Acidose an, in Gruppe B und C bleibt der pH im Normalbereich.

Mithin wird durch die gegebene Versuchsanordnung die Leistungsfähigkeit der $Lunge_{norm}$ geprüft. Der Grad der CO_2-Retention — der direkt am Verlauf der ${}^{F}CO_2$-Kurve auf der Rückatmungsseite abgelesen wird — ist ein Maß für ihr CO_2-Ausscheidungsvermögen. Dieses Vermögen sollte gemessen werden. Um ein Bild zu benutzen, kann man sich die $Lunge_{norm}$ als eine Barriere für CO_2 vorstellen. Ist diese Barriere für CO_2 unüberwindlich geworden, dann kommt es zur CO_2-Stauung dahinter. Ist die Barriere sehr niedrig, dann ist sie kein Hindernis. Zwischen diesen Extremen gibt es alle Übergänge. Je geringer die Leistungsfähigkeit der $Lunge_{norm}$ wird, um so höher wird die Barriere, bis sie einmal so hoch wird, daß die partielle CO_2-Retention nicht mehr durch die Blutpuffer abgefangen werden kann. Dann entsteht eine respiratorische Acidose. Der Grad der Acidose, ablesbar am pH, ist demnach ebenso ein Maßstab für die Höhe der Barriere wie der Anstieg von ${}^{F}CO_2$ auf der Rückatmungsseite. Somit ist der ${}^{F}CO_2$-Gehalt der Rückatmungsseite das Maß für die Funktionstüchtigkeit oder Funktionsuntüchtigkeit der unbehindert atmenden Lungenseite.

4. Die CO_2-Ausscheidung auf der normal atmenden Lungenseite

Wenn auch durch die Versuchsanordnung geprüft wird, inwieweit die $Lunge_{norm}$ in der Lage ist, eine ausreichende CO_2-Abatmung zu gewährleisten, dann ist die auf dieser Seite gemessene CO_2-Abatmung doch kein Maßstab für die Leistungsfähigkeit.

Mißt man die CO_2-Ausscheidung der $Lunge_{norm}$ fortlaufend mit dem Diaferometer während der Bronchospirometrie und während des einseitigen CO_2-Rückatmungsversuches, dann stellt man bei genügend langer Versuchsdauer während des Versuches bei leistungsfähigen Lungen eine vermehrte CO_2-Ausscheidung fest. Die CO_2-Kurve während des Versuches erhebt sich dann regelmäßig über das Niveau der CO_2-Kurve während der üblichen Bronchospirometrie. Ist die ventilatorische Leistungsfähigkeit der $Lunge_{norm}$ aber mehr oder weniger eingeschränkt, dann ist die Kurve der CO_2-Ausscheidung durchaus uncharakteristisch.

Aus diesen Gründen wurde auf die Wiedergabe von ${}^{F}CO_2$(norm)-Kurven verzichtet.

5. Die Lungenventilation während des einseitigen CO_2-Rückatmungsversuches

Die CO_2-Abatmung aus der Lunge ist eine Leistung der Ventilation. Die CO_2-Diffusion hat innerhalb des Lungenvolumens (das ist der Weg vom Alveolarraum zur Außenwelt) nur eine untergeordnete Bedeutung (HOLMDAHL). Wird nun während des einseitigen CO_2-Rückatmungsversuches und den dadurch erzeugten intrapulmonalen Shunt für CO_2 dem arteriellen Blut ein mehr oder weniger

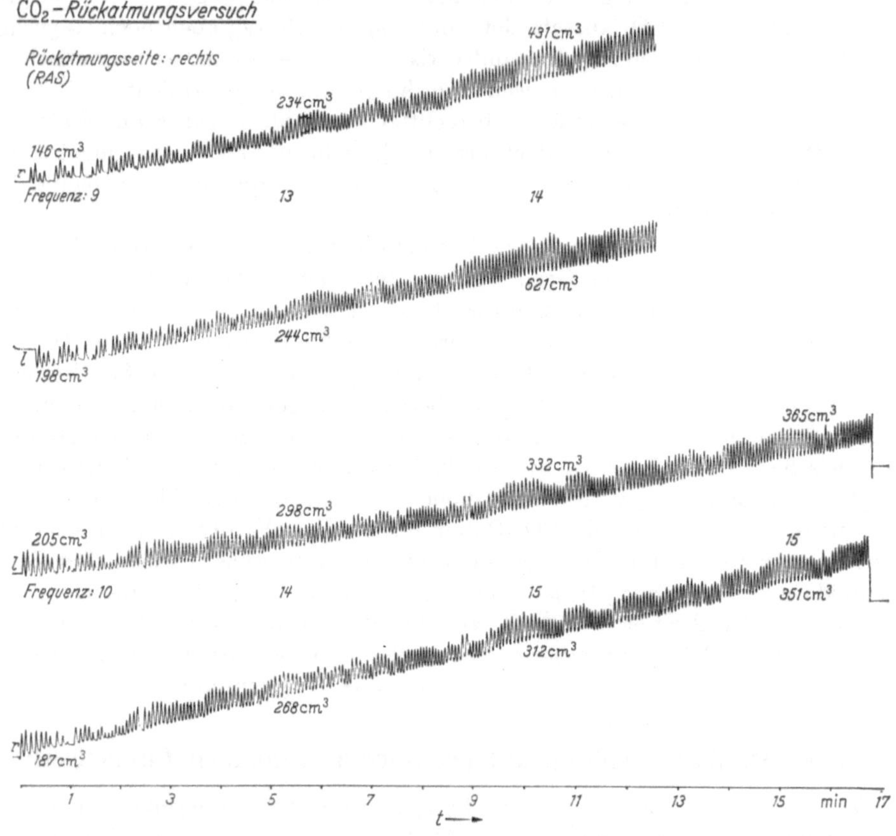

Abb. 8. Die Änderung des Atemvolumens während des Versuches

großer Anteil Blutes mit erhöhter CO_2-Spannung beigemischt, dann kommt es zu einer Erhöhung der arteriellen CO_2-Spannung. Dieselbe wirkt als Antrieb für das Atemzentrum, das Atemvolumen zu vergrößern. Durch die Zunahme des Atemvolumens wird vermehrt CO_2 abgeatmet und die arterielle CO_2-Spannung wieder normalisiert. Dieser initiale Anstieg der arteriellen CO_2-Spannung geht bei einer leistungsfähigen $\text{Lunge}_{\text{norm}}$ so rasch vorüber, daß man ihn praktisch kaum messen kann. In Abb. 5 ist aber eine arterielle CO_2-Spannungskurve abgebildet (am weitesten unten gelegen), bei der es gelungen scheint, den skizzierten Vorgang zu registrieren, vermutlich weil die Reaktionskette initialer Anstieg der arteriellen CO_2-Spannung — Anstieg des Atemvolumens — Abfall der arteriellen CO_2-Spannung aus einem unbekannten Grund verzögert war.

Es gilt nun zu prüfen, wieweit die vorausgegangenen Überlegungen zur Lungenventilation durch die Versuchsergebnisse bestätigt werden.

In Abb. 8 sind die registrierten Atemkurven aus zwei Versuchen wiedergegeben. Zwar wird das Atemvolumen beider Lungenseiten während des Versuches vergrößert, von Interesse ist aber das Atemvolumen der $\text{Lunge}_{\text{norm}}$. Neben den Kurven ist jeweils das mittlere Atemvolumen eingetragen. Im ersten Fall betrug das Atemvolumen der $\text{Lunge}_{\text{norm}}$ zu Versuchsbeginn 198 cm^3 und gegen Versuchsende 621 cm^3; das ist ein Zuwachs um 213%. Im zweiten Fall vergrößert sich das Atemvolumen von 187 auf 351 cm^3; das ist eine Zunahme um 88%. Die wesentliche Vergrößerung des Atemvolumens ist in diesem Fall nach einer Versuchsdauer von 11 min beendet. Man sieht, wie das anfänglich kleine Atemvolumen so lange gesteigert wird, bis es sich den versuchsbedingten Forderungen angepaßt hat. Danach behält das Atemvolumen seinen neuen Umfang unverändert bei.

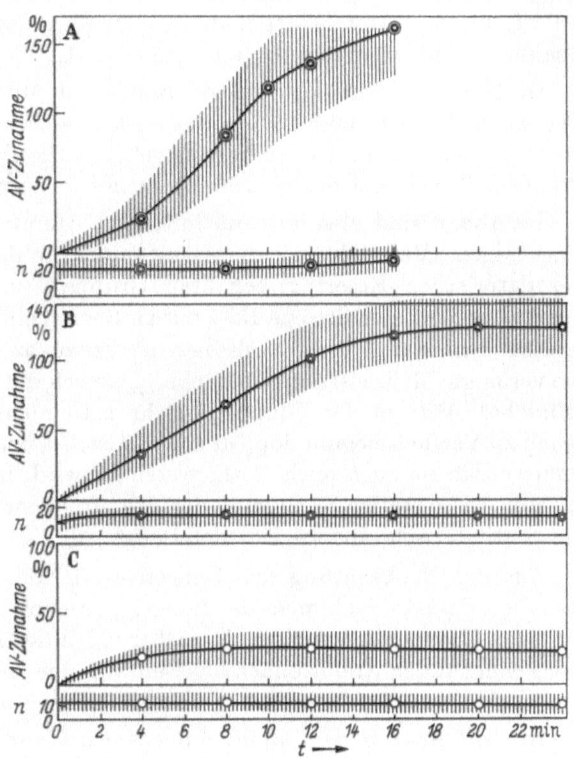

Abb. 9. Die mittlere prozentuale Zunahme des Atemvolumens und der Atemfrequenz während des Versuches. Die Kurven *A*, *B*, *C* sind den entsprechenden Kurven in Abb. 4 zugehörig

Die Beobachtungen an der Lungenventilation legen den Schluß nahe, unmittelbar von der Beobachtung der Lungenventilation auf die ventilatorische Leistung und die ventilatorischen Reserven zu schließen. In vielen Fällen ist dieser Zusammenhang durchaus gegeben.

In Abb. 9 wurde aus den Mittelwerten der prozentualen Atemvolumenzunahme der gleichen Versuchsgruppen wie in Abb. 4 eine Mittelwertkurve gebildet. Innerhalb der schraffierten Flächen liegen $^3/_4$ der Einzelwerte.

In *Gruppe A* nimmt das Atemvolumen rasch an Umfang zu und erreicht nach 16 min Steigerungen um 160%. Dem Kurvenverlauf ist anzusehen, daß die erstrebte Volumensteigerung noch nicht abgeschlossen ist. Die Versuche wurden vorher abgebrochen. Hier sind Fälle zusammengefaßt, bei denen die Steigerung des Atemvolumens nicht ausreichte. Es kam zu erheblichen Ansteigen der CO_2-Spannung im arteriellen Blut und zu dekompensierten Acidosen.

In *Gruppe B* wird das Atemvolumen ebenfalls gesteigert, aber im Mittel nicht um mehr als 120%. Diese Mittelwertskurve strebt sichtlich einem Endwert zu, von dem an eine weitere Steigerung nicht mehr nötig ist. Diese Gruppe enthält alle jene Fälle, bei denen zwar ein mäßiger Anstieg der arteriellen CO_2-Spannung zu beobachten war, er überschritt aber nicht die kritische Grenze. Nur in wenigen Einzelfällen wurden leichte, aber noch kompensierte Acidosen beobachtet. Wechselnd große Atemvolumina während des Versuches (vgl. die Atemkurven in Abb. 8) dürften so zu deuten sein, daß es anscheinend einer gewissen Einübung bedarf, bis das Atemzentrum die geeignete Relation zwischen arterieller CO_2-Spannung und Atemvolumen einreguliert hat.

In *Gruppe C* wird das Atemvolumen im Mittel nur um 30% vergrößert. Bereits nach 8—12 min ist der Endwert erreicht. Von da an bleibt das Atemvolumen gleich groß. Dieser Gruppe gehören alle Fälle an, bei denen der arterielle CO_2-Gehalt während des ganzen Versuches in normalen Bereichen blieb.

In Abb. 9 sind ebenfalls die mittleren Atemfrequenzen einer jeden Gruppe eingetragen. Man sieht, wie die Atemfrequenz in der leistungsfähigen, mit großen ventilatorischen Reserven begabten Gruppe C von Versuchsbeginn an unverändert blieb. In der Gruppe B ist nur zu Beginn ein geringer Anstieg der Frequenz festzustellen, dann bleibt auch hier die Frequenz gleich groß. Beide Male wird die verlangte Mehrleistung der $Lunge_{norm}$ durch die Steigerung des Atemvolumens erbracht. Aber in der Gruppe A sieht man nicht nur, daß die Atemfrequenz schon zu Versuchsbeginn doppelt so groß ist, als bei den beiden anderen Gruppen, sondern daß sie auch noch stetig gesteigert wird, besonders gegen Ende des Versuches. Diese stetige Steigerung der Atemfrequenz ist ein deutlicher Hinweis auf die ventilatorische Insuffizienz der $Lunge_{norm}$.

Aus der Beobachtung der Lungenventilation ergibt sich, daß eine geringe Zunahme des Atemvolumens der $Lunge_{norm}$ ausreichende ventilatorische Reserven anzeigt. Unverhältnismäßige Vergrößerungen des Atemvolumens zusammen mit Steigerungen der Atemfrequenz weisen auf eine Leistungsunfähigkeit der Lunge hin. Diese Faustregeln bedürfen aber der Einschränkung.

In dem Anstieg des Atemvolumens wird *nur* die Ventilationsfähigkeit der Lunge sichtbar. Damit ist aber nichts über die Eigenschaften der Atemfläche gesagt. Es wäre theoretisch denkbar, daß im Falle einer Pneumonose (Brauer) das Ventilationsvermögen nahezu unverändert erhalten, aber die Alveolarmembran selber zu einem Hindernis für die Gasdiffusion geworden ist, oder daß als Operationsfolge die Lungendurchblutung erheblich eingeschränkt ist (Hertz). In derartigen Fällen ist die Steigerung des Atemvolumens ohne Effekt und führt das Urteil in die Irre. Ebensowenig darf ein gleichbleibend kleines Atemvolumen zu dem Fehlurteil verleiten, daß besonders günstige Leistungsverhältnisse bestünden. Es ist durchaus möglich, daß anatomische Veränderungen am Brustkorb, wie Pleuraschwarten und Plastiken, und daß funktionelle Veränderungen am Zwerchfell, wie Phrenicuslähmungen, die Lungenventilation behindern, so daß eine Steigerung des Atemvolumens unmöglich gemacht ist. Mit dem Fall 9 in Kapitel VI ist ein Beispiel dafür gegeben.

Diese Beispiele zeigen, daß es nicht ratsam ist, von der Lungenventilation, registriert in den Atemkurven, unmittelbar auf die Leistungsfähigkeit der

geprüften Lungenseite zu schließen. Nur der Kurvenverlauf von $^{F}CO_2$ auf der Rückatmungsseite gibt Auskunft über die ventilatorische Leistung der $Lunge_{norm}$.

Aber aus der Zusammenschau der Atemkurve und der $^{F}CO_2$-Kurve ist ein Urteil über die ventilatorischen Reserven möglich. Je flacher die $^{F}CO_2$-Kurve verläuft, je weiter sie von der kritischen Grenze entfernt bleibt und je geringer die Zunahme des Atemvolumens ist, um so größer sind die ventilatorischen Reserven der $Lunge_{norm}$. Je mehr sich die $^{F}CO_2$-Kurve der kritischen Grenze nähert, um so geringer sind die ventilatorischen Reserven. Erreicht die $^{F}CO_2$-Kurve die kritische Grenze, dann sind die ventilatorischen Reserven erschöpft. Unter allen Versuchen fand sich keine Ausnahme von dieser Regel.

E. Zusammenfassung der Versuchsergebnisse

Die untere Leistungsgrenze der Lungen sollte ermittelt werden. Sie wurde definiert als dasjenige Ventilationsvermögen einer Lungenseite, das in Ruhe gerade noch ausreicht soviel CO_2 abzuatmen, daß eine kritische CO_2-Retention vermieden wird. Als kritische Grenze wurde die dekompensierte respiratorische Acidose festgelegt.

Das Ventilationsvermögen einer Lungenseite wurde im einseitigen CO_2-Rückatmungsversuch geprüft. Dabei wird für CO_2 ein Rechts-Links-Shunt erzeugt, während die O_2-Aufnahme ungehindert bleibt. Besondere Aufmerksamkeit galt dem CO_2-Gehalt im System der Rückatmungsseite $^{F}CO_2$(RAS). Es wurde dargelegt, wie auf der Rückatmungsseite der CO_2-Gehalt unmittelbar von der CO_2-Spannung des Lungencapillarblutes, aber exponentiell vom Lungenvolumen, der Diffusionsfläche und der Permeabilitätskonstanten für CO_2 abhängig ist. Aus diesen Beziehungen ließ sich die Gleichung (17) entwickeln. Sie beschreibt den Kurvenverlauf des stetig gemessenen CO_2-Gehalts auf der Rückatmungsseite. Auch bei zeitweise ansteigenden CO_2-Werten im Blut erreicht diese $^{F}CO_2$-Kurve einen Punkt (t_n), von dem an sie nicht mehr ansteigt. Die Gleichung (17) sagt, daß sich schon im Anstieg der Kurve der Wert von $^{F}CO_2(t_n)$ ankündigt. Diese Tatsache wird man sich für die klinische Auswertung zunutze machen.

Mit der Beziehung von CO_2-Gehalt im Blut und im System der Rückatmungsseite und mit der Beziehung von ventilatorischer Leistung und CO_2-Gehalt im Blut andererseits, sowie mit dem Vergleich dieser Beziehungen untereinander läßt sich zeigen, wie der $^{F}CO_2$-Wert (t_n) ein indirektes Maß für den arteriellen Gehalt an freiem CO_2 ist. Das heißt, an der $^{F}CO_2$-Kurve kann abgelesen werden, wann die kritische Grenze zur respiratorischen Acidose überschritten wird. Diese Grenze wird erreicht, wenn $^{F}CO_2$ nach einer Versuchsdauer von 10 min den Wert von 8% berührt.

In Abb. 10 wurden 51 aktuelle pH-Werte in Abhängigkeit von den gleichzeitig gemessenen $^{F}CO_2$-Werten und von der Zeit eingetragen. pH-Werte im Bereich von 7,16—7,24 wurden schwarz, pH-Werte im Bereich von 7,26—7,34 wurden halbschwarz und pH-Werte im Normalbereich von 7,36—7,44 wurden weiß gezeichnet. Auf diese Weise läßt sich die Grenzlinie finden. Oberhalb davon liegen die pH-Werte, die eine dekompensierte respiratorische Acidose anzeigen. Im Feld unterhalb der Linie sind die im Normalbereich gelegenen pH-Werte gelegen. In einem schmalen Mittelfeld sammeln sich die pH-Werte, die eine kompensierte respiratorische Acidose anzeigen. Damit ist jene Grenzlinie gefunden, mit der die untere Leistungsgrenze der Lunge identisch ist. Sie wird beschrieben durch $^{F}CO_2 \approx 9{,}6\,(1 - e^{-0{,}1785 \cdot t})$. Diese $^{F}CO_2$-Kurve erreicht bei t_n etwa $^{F}CO_2 \approx 9{,}6\,\%$. Oberhalb der Grenzlinie gelegene $^{F}CO_2$-Kurven zeigen an, daß die $\text{Lunge}_{\text{norm}}$ die untere Leistungsgrenze überschritten hat. Unterhalb der Grenzlinie gelegene Kurven zeigen an, daß die untere Leistungsgrenze noch nicht erreicht ist; ihr Abstand von der Grenzlinie weist auf den Umfang der ventilatorischen Einzelreserven hin.

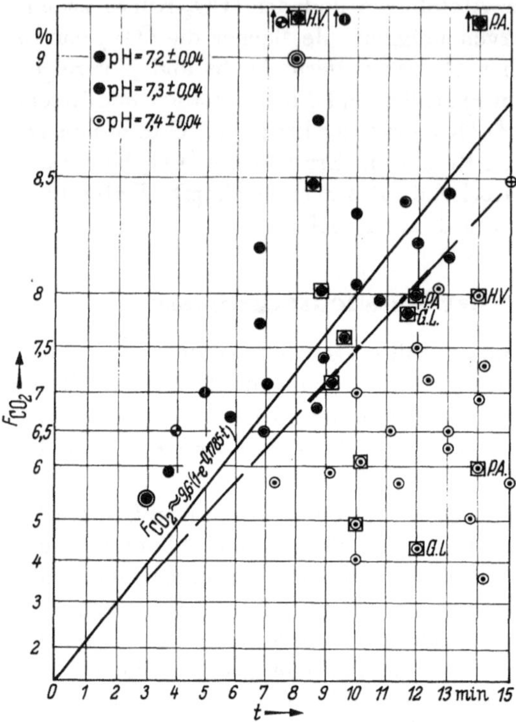

Abb. 10. Integration von $^{F}CO_2$-%, t und pH. Die untere Leistungsgrenze ist dann gegeben mit $^{F}CO_2 \approx 9{,}6(1 - e^{-0{,}785 \cdot t})$

Um der Anschaulichkeit willen wurden in Abb. 10 für $^{F}CO_2$ ein geeigneter Maßstab gewählt, damit die Grenzkurve als Gerade gezeichnet werden konnte. Dieser Maßstab gilt nicht für alle anderen $^{F}CO_2$-Kurven, von denen jeweils nur der Einzelwert eingetragen ist, der dem pH-Wert entspricht. Die in Abb. 6, 7, 12 angegebenen pH-Werte finden sich hier mit den gleichen Markierungen wieder. Die während der Belastung (III/D) gemessenen pH-Werte sind mit Karos markiert.

III. Die experimentelle Bestimmung der ventilatorischen Einzelreserven der Lunge

A. Versuchsbedingungen

Aus der Definition der ventilatorischen Einzelreserven der Lunge ergeben sich die Bedingungen für ihre experimentelle Bestimmung:

1. Während die CO_2-Ausscheidung auf eine Lungenseite beschränkt ist, ist dem Probanden eine körperliche Belastung aufzuerlegen, damit geprüft werden kann, ob diese eine Lungenseite in der Lage ist, das gesamte, im Organismus produzierte CO_2 abzuatmen.

2. Da die respiratorische Acidose die Leistungsgrenze bestimmt, sind Belastungsgrad und CO_2-Ausscheidungsvermögen gleichzeitig zu bestimmen. Die Zusammenhänge zwischen CO_2-Ausscheidung, CO_2-Retention und Blutreaktion sind aufzuzeigen.

3. Hypoxieeffekte sind zu vermeiden.

4. Es ist zu zeigen, wie der Umfang der ventilatorischen Einzelreserve in *einem* Untersuchungsgang mit hinreichend großer Wahrscheinlichkeit ermittelt werden kann.

5. Die Versuchsbedingungen müssen so gewählt werden, daß sie im Rahmen klinischer Funktionsdiagnostik regelmäßig anwendbar sind.

Diesen Versuchsbedingungen wird der einseitige CO_2-Rückatmungsversuch gerecht, wie Erfahrungen bei 42 Einzelversuchen gezeigt haben, die mit dieser besonderen Fragestellung durchgeführt wurden.

B. Versuchsanordnung

Die Versuchsanordnung entspricht grundsätzlich der unter II/B angegebenen. Diejenige Lungenseite wird zur Rückatmungsseite, mit deren funktionellem Ausfall postoperativ gerechnet werden muß. Die andere Lunge wird zur $\text{Lunge}_{\text{norm}}$; ihre ventilatorischen Reserven werden geprüft.

Die bisherigen Untersuchungen hatten gezeigt, daß die untere Leistungsgrenze erreicht ist, wenn die $^{F}CO_2$(RAS)-Kurve nach einer Versuchszeit von 10 min den Wert $^{F}CO_2 = 8\%$ streift, bzw. einem Endwert zustrebt, der größer ist als $^{F}CO_2 = 9{,}6\%$. Kurven unterhalb dieser Grenzlinie weisen darauf hin, daß die $\text{Lunge}_{\text{norm}}$ noch ventilatorische Reserven besitzt. Um zu erfahren, wie groß diese Reserven sind, wurde der Proband während des Versuches auf das Fahrradergometer von Blasius gelagert. In einem ersten Untersuchungsgang wurde ein Rückatmungsversuch ohne Belastung durchgeführt (II/B). In einem zweiten Untersuchungsgang hatte der Proband mit dem Fahrradergometer eine angegebene und ständig kontrollierte, gleichmäßige Arbeit zu leisten. Vor Beginn eines jeden Versuches und unmittelbar nach seinem Ende, während der Proband noch an das Doppelspirometer angeschlossen blieb, wurde Arterienblut zur Analyse entnommen. In der Regel wurden die Belastungsversuche über 15—20 min durchgeführt, es sei denn, daß eine klinische offenkundige Ateminsuffizienz zum vorzeitigen Ende zwang. Es wurden nur solche Kranken dem Versuch unterworfen, bei denen auf Grund der vorangegangenen Untersuchungen mit ventilatorischen Einzelreserven zu rechnen war.

C. Messungen

Es wurden die gleichen Messungen wie unter II/C ausgeführt. Die mit dem Fahrradergometer geleistete Arbeit wurde in Watt/sec gemessen. Sofern der Proband die aufgetragene Umdrehungszahl stetig einhalten kann, beträgt der Meßfehler des Ergometers ± 1 Watt/sec (Blasius).

D. Versuchsablauf

Da die Versuchsanordnung sich von den vorangehenden Untersuchungen nur durch die körperliche Belastung unterschied, sind die Bedingungen für die O_2-Aufnahme und die CO_2-Ausscheidung auf jeder Lungenseite unverändert geblieben. Speziell die Bedingungen für die CO_2-Ausscheidung auf der Rückatmungsseite behalten ihre Gültigkeit. Deshalb darf auf eine Beschreibung der Lungenventilation, deren Umfang regelmäßig gesteigert wurde, ebenso verzichtet werden, wie auf eine Beschreibung der CO_2-Ausscheidung durch die $\text{Lunge}_{\text{norm}}$.

1. Die gemessene CO_2-Ausscheidung auf der Rückatmungsseite bei körperlicher Arbeit

In Abb. 11 sind drei charakteristische Beispiele der vergleichenden Messungen der CO_2-Ausscheidung auf der Rückatmungsseite wiedergegeben. Die $^{F}CO_2$-Kurven, die ohne Belastung (RAV) und bei einer bestimmten Belastung (Watt) ermittelt wurden, sind entsprechend gekennzeichnet. Man sieht, wie die während der Belastung aufgenommenen $^{F}CO_2$-Kurven regelmäßig und in unterschiedlich großen Abständen oberhalb derjenigen Kurven gelegen sind, die ohne Belastung ermittelt wurden. Die CO_2-Ausscheidung war also bei Belastung von Versuchsbeginn an größer, entsprechend dem größeren Energieaufwand und der größeren CO_2-Produktion. Aber auch die Belastungs-$^{F}CO_2$-Kurven streben einem Endwert zu, der im Fall G.L. während der Belastung mit 13,5 Watt etwa bei 9,4% gelegen sein würde, im Fall P.A. während 13,5 Watt etwa bei 9,6%. Keine dieser Belastungskurven überschreitet die kritische Grenze. Das heißt, daß die $Lunge_{norm}$ dieser beiden Patienten so viele ventilatorische Reserven besaß, daß eine Arbeit von 13,5 Watt mühelos geleistet werden konnte.

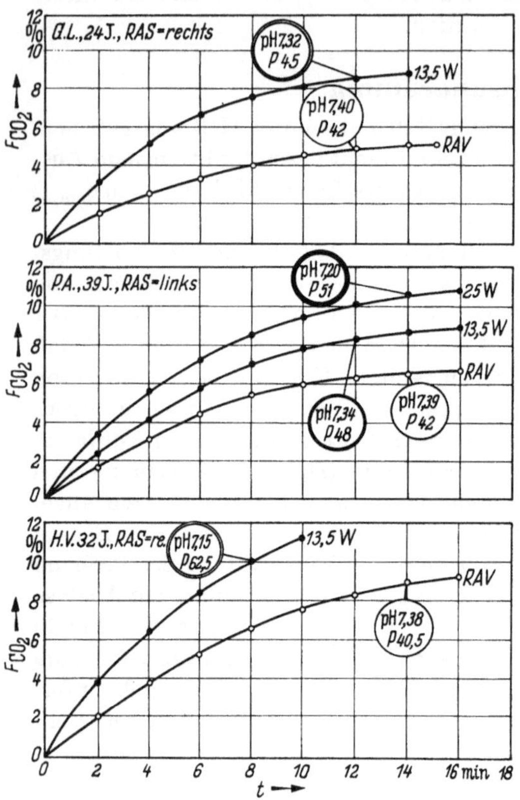

Abb. 11. Die Änderung der $^{F}CO_2$-Kurve und des pH während verschiedener Belastungsgrade

Aber im Fall P.A. bei einer Belastung mit 25 Watt überschreitet die $^{F}CO_2$-Kurve die kritische Grenzlinie, sie strebt dem $^{F}CO_2$-Endwert etwa bei 11,4% zu. Und im Fall H.U. überschreitet die Kurve bei der Belastung mit 13,5 Watt die Grenzlinie erheblich und strebt einem Endwert zu, der größer als 13% ist. Das heißt, die $Lunge_{norm}$ des Kranken P.A. besaß zwar die Leistungsreserven um einer Arbeit von 13,5 Watt zu genügen, während sie mit 25 Watt überlastet war. Die ventilatorischen Reserven der $Lunge_{norm}$ des Kranken H.U. reichten dagegen nicht aus, um das CO_2-Mehrangebot bei einer Arbeit von 13,5 Watt abzuatmen.

Endgültige Bedeutung gewinnen diese Befunde erst, wenn man sich deutlich macht, daß die $^{F}CO_2$-Kurve ohne Belastung im Fall H.U. ohnehin in unmittelbarer Nähe der unteren Leistungsgrenze gelegen war; wesentliche ventilatorische Einzelreserven durften gar nicht erwartet werden. Der Abstand der belastungsfreien Kurve im Fall P.A. war schon etwas größer, gewisse ventilatorische Einzelreserven waren zu erwarten; diese ventilatorischen Einzelreserven waren größer als 13,5 Watt und kleiner als 25 Watt. Die belastungsfreie Kurve im Fall G. L. schließlich war weit entfernt von der unteren Leistungsgrenze, hier waren ventilatorische Einzelreserven zu erwarten, sie wurden im Versuch aufgedeckt.

2. Die arteriellen Blutgase während der Belastung

Es wurde nachgewiesen, daß von der CO_2-Ausscheidung auf der Rückatmungsseite unmittelbar auf die CO_2-abhängigen Blutwerte geschlossen werden darf. Das gilt auch weiter für die ${}^{F}CO_2$-Kurven, die bei unterschiedlichen Arbeitsleistungen gemessen wurden. Würde in Abb. 11 die jeweils geleistete Arbeit nicht genannt sein, würde man eine während der Arbeit gewonnene Kurve nicht von einer in Ruhe gemessenen Kurve unterscheiden können.

Es fiel aber auf, daß die strenge Übereinstimmung zwischen gemessenem pH und errechnetem pH bei den Arbeitsversuchen verlorengegangen war. Das gemessene pH war nahezu regelmäßig um 0,05—0,08 mehr zum Sauren verschoben als das errechnete pH (maximal in zwei Fällen sogar um 0,1). Eine befriedigende Erklärung für diese Beobachtung läßt sich nicht geben. In Abb. 10 (als Karos markiert) und in Abb. 11 wurden jeweils die errechneten pH-Werte eingetragen.

Der Abfall der Alkalireserve infolge der Ausschüttung von Milchsäure war von Fall zu Fall unterschiedlich groß. Ein regelmäßiger Zusammenhang zwischen geleisteter Arbeit und Abfall der Alkalireserve konnte nicht festgestellt werden. Der unterschiedliche Grad der Säureproduktion dürfte auf das mehr oder weniger gute Training unserer Kranken zurückzuführen sein. Der Abfall der Alkalireserve zeigt aber an, daß es sich bei „Belastungsacidosen“ um Mischformen aus einer metabolischen und respiratorischen Acidose handelt.

Verfolgt man nun aber den Zusammenhang zwischen den ${}^{F}CO_2$-Kurven und dem pH, wie er in Abb. 10 und 11 dargestellt ist, dann sieht man, wie es im Einzelfall von dem Belastungsgrad abhängt, wann die ventilatorischen Einzelreserven erschöpft sind und die Grenze der respiratorischen Acidose überschritten wird. Mithin darf der Abstand einer ${}^{F}CO_2$(RAS)-Kurve von der ${}^{F}CO_2$-Grenzkurve als Maß für die ventilatorischen Einzelreserven eingesetzt werden.

E. Zusammenfassung der Versuchsergebnisse

Die ventilatorischen Reserven einer Lungenseite (ventilatorische Einzelreserven) sollten ermittelt werden. Nachdem mit Hilfe des einseitigen CO_2-Rückatmungsversuches die aktuelle Lungenleistung bestimmt worden war, wurden die Probanden unterschiedlichen Belastungen unterworfen. Es ließ sich zeigen, daß der Zusammenhang zwischen ${}^{F}CO_2$(RAS) und Blutreaktion auch unter der Belastung erhalten bleibt; allerdings gibt jetzt das errechnete pH die untere Leistungsgrenze einer Lungenseite an. Diese Grenze wird wiederum erreicht, wenn die CO_2-Retention so ausgeprägt ist, daß eine respiratorische Acidose entsteht.

Diejenige Belastung wurde gemessen, die notwendig war, um die ventilatorischen Einzelreserven auszuschöpfen. Die dafür erforderlichen Belastungsgrade waren unterschiedlich groß, je nachdem wie groß der Abstand der aktuellen Lungenleistung von der unteren Leistungsgrenze war. Bei den 24 Versuchen dieser Reihe wurde geprüft, welche Belastungen jeweils erforderlich waren, um die ventilatorischen Einzelreserven zu erschöpfen; dafür wurden die nach 10 min erreichten $^{F}CO_2$-Werte ohne Belastung zum $^{F}CO_2$(RAS)-Grenzwert bei 10 min $= 8\%$ zur Belastungsstufe in Beziehung gesetzt. Dabei ergab sich:

$^{F}CO_2$(RAS) = 4% entspricht etwa ventilatorischen Einzelreserven von 22 Watt
$^{F}CO_2$(RAS) = 5% entspricht etwa ventilatorischen Einzelreserven von 17 Watt
$^{F}CO_2$(RAS) = 6% entspricht etwa ventilatorischen Einzelreserven von 13 Watt
$^{F}CO_2$(RAS) = 7% entspricht etwa ventilatorischen Einzelreserven von 7 Watt
$^{F}CO_2$(RAS) = 8% die ventilatorischen Einzelreserven sind erschöpft.

Die Belastungswerte in Watt charakterisieren den Umfang der ventilatorischen Einzelreserven. Diese Werte erscheinen verhältnismäßig klein, wenn man bedenkt, daß bei der Spirometrie als mittlere Belastungsstufe 60—80 Watt gelten (Bolt u. Mitarb., Drasche, Spangenberg, Rossier u. Mitarb.). Es ist aber zu bedenken, daß im Liegen weniger Arbeit geleistet werden kann, als im Sitzen und Stehen. Hinzu kommt, daß eine Bronchospiro-Ergometrie ohnehin die Beweglichkeit und Anpassungsfähigkeit des Kranken an den Untersuchungsgang erschwert. Und schließlich ist zu beachten, daß das Atemminutenvolumen unter der Belastung nahe an den Atemgrenzwert heranreicht. Kommt aber in der Ruhe schon den Strömungswiderständen bei der Atmung durch den Carlens-Tubus eine gewisse Bedeutung zu (Gaensler, Hertz), dann bei einer Bronchospiro-Ergometrie erheblich mehr. Daraus folgt, daß die angegebenen Belastungsstufen keine absoluten Maße für die ventilatorischen Einzelreserven sind; sie sind Näherungswerte.

Die Aufgabe dieser Untersuchungsreihe ist jedoch erfüllt. Sie zeigt, daß aus dem Abstand der einfachen $^{F}CO_2$-Kurve von der $^{F}CO_2$(RAS)-Grenzlinie auf den Umfang der ventilatorischen Einzelreserven geschlossen werden darf. Der Umfang der ventilatorischen Einzelreserven ist um so größer, je weiter unterhalb die aktuelle $^{F}CO_2$-Kurve von der Grenzlinie verläuft. In dem Maße, in dem sich die $^{F}CO_2$-Kurve der Grenzlinie nähert, nehmen die ventilatorischen Einzelreserven ab. Wird die Grenzlinie erreicht, dann sind die ventilatorischen Einzelreserven erschöpft.

Um festzustellen, ob im Einzelfall noch ventilatorische Einzelreserven vorhanden sind, genügt es, den Abstand der $^{F}CO_2$-Kurve von der Grenzlinie zu kennen.

IV. Die experimentelle Bestimmung der Reagibilität der peripheren Lungengefäße

Die Lungendurchblutung ist in erster Linie abhängig von der Leistung des rechten Herzens und von den Eigenschaften der Lungenstrombahn. Umfang und Widerstände der Lungenstrombahn sind in Grenzen von der Ventilation her modifizierbar. Es ist bekannt, daß unvollständig ventilierte Lungenabschnitte — in denen die O_2-Spannung erniedrigt, die CO_2-Spannung erhöht ist — weniger durchblutet werden. Eine von den alveolären Gasspannungen abhängige Durchblutungsänderung ist nur möglich, wenn die Lungengefäße reaktionsfähig sind. Sofern es möglich ist, die alveolären Gasspannungen experimentell zu verändern und die folgende Durchblutungsänderung zusammen mit der Lungenventilation zu messen, gehört die derart bestimmte Reaktionsfähigkeit der Lungengefäße zum Aufgabenbereich ventilatorischer Untersuchungsmethoden. In der Tat ist diese Möglichkeit durch den einseitigen CO_2-Rückatmungsversuch gegeben. Mit der Zuordnung der Reagibilität der Lungengefäße zu den funktionellen Reserven (I/C) wurde das Ergebnis der folgenden Untersuchungen vorweggenommen.

Die Klinik hat an einer Bestimmung der Reaktionsfähigkeit der Lungengefäße ein unmittelbares Interesse. Hat es sich doch gezeigt, daß immer dann ein erhöhtes Operationsrisiko besteht, wenn die Lungengefäße sklerotisch verändert und der Pulmonalisdruck über die Norm erhöht ist (UGGLA). Bei Operationen am Herzen und bei parenchymverkleinernden Eingriffen ist das Risiko stets erhöht, wenn Veränderungen an den Pulmonalgefäßen bestehen, wie die Mitteilungen aus der Klinik von GROSSE-BROCKHOFF, HUSFELDT, DAVIDSEN und PEDERSEN, BENJAMIN, FLOM, MACLEAN und LEWIS, GAENSLER, CUGELL, LINDGREN, VERSTRAETEN, SMITH und STRIEDER, MENDELSOHN, ZIMMERMANN und ADELMANN erneut beweisen.

Die Gefährdung besteht weniger im Verlust von Atemfläche und in Störungen des Gasaustausches, als viel mehr in einer verminderten Adaptationsfähigkeit des kleinen Kreislaufes und Überbelastung des Herzens, die als Herz-Kreislaufversagen und unter dem Bild des Lungenödems oder des Cor pulmonale acutum in Erscheinung treten können. BREDT und STADTLER haben darauf hingewiesen, daß ,,periphere Gefäßveränderungen eher und intensiver imstande sind, schwerste Kreislaufstörungen herbeizuführen als ein Herzschaden".

A. Versuchsbedingungen

Die kleineren Pulmonalarterien mit einer lichten Weite zwischen 1—6 mm und die Vv. pulmonales verfügen über eine Ringmuskulatur (BENNINGHOFF, VON HAYEK). Auch in den Venolen sind echte Muskelfasern und Muskelwülste beschrieben worden (BRUCH, VON HAYEK, MACKLIN, MERKEL, SCHMIDT). Die Anordnung dieser muskulären Elemente in den Gefäßwänden weist darauf hin, daß sie durch aktive Kontraktion an der Regulation der Lungendurchströmung teilhaben. Seit den Untersuchungen von BUCHER, DALY u. Mitarb., STRUBELL-HARTKORT darf die vasomotorische Regulation der Lungendurchblutung als gesichert gelten. Sie wird bewirkt durch Kontraktion und Dilatation in den genannten Gefäßabschnitten.

VON EULER und LILJESTRAND (1946) haben als erste im Tierexperiment die Wirkung der O_2- und CO_2-Spannung im Alveolarraum auf die Blutstromregulierung und den Druck im kleinen Kreislauf nachgewiesen. Die ventilationsabhängige Stromregulierung findet folgende Erklärung: Unter normalen Verhältnissen unterhält das venöse Lungenarterienblut eine mäßige Vasodilatation (VON EULER), nachdem das Blut mit Sauerstoff aufgeladen ist, erfolgt eine Dilatation der Venolen, damit das arterialisierte Blut abfließen kann (NISELL). Einatmung von

CO_2-angereicherter Luft führt dagegen zu einer Vasoconstriction der Arteriolenmuskulatur; dieser „alveolovasculäre Reflex" (BÜHLMANN) drosselt die Durchblutung minderbeatmeter Lungenabschnitte. Diese Vorstellungen einer ventilationsabhängigen Durchblutungsregelung wurden von BÜHLMANN, SCHAUB und LUCHSINGER, BÜHLMANN, MAIER, HEGGELIN und KÄLIN, DOYLE, WILSON und WARREN, HAMILTON und AUGUSTA, HARVEY und FERRER, HERTZ, HÜRLIMANN und WIGGERS, JAMES und ROWE, LILJESTRAND, STROUD und RAHN, STROUD und CONN, WASSNER am Tier und am Menschen bestätigt.

Da es möglich ist, die „effektive Durchblutung" einer jeden Lungenseite bronchospirometrisch zu bestimmen und da der inspiratorische CO_2-Gehalt während des einseitigen CO_2-Rückatmungsversuches auf einer Lungenseite erhöht ist, während auf der anderen der inspiratorische O_2-Gehalt erhöht ist, lag es nahe, das genannte Reflexgeschehen an den Lungengefäßen auf diesem Wege zu prüfen. HERTZ hat schon darauf hingewiesen, daß es möglich sein müßte, vom Umfang der Gefäßreaktion auf den anatomischen Zustand der Gefäße zu schließen. Zunächst geht es darum, Art und Umfang der Gefäßreaktion bei Lungengesunden zu ermitteln. Dann ist die Brücke von einer verminderten Gefäßreaktion zum anatomischen Gefäßbefund zu schlagen. Denn nach den Untersuchungen von MEESSEN, MOSCHCOWITZ, BREDT, MERKEL, LAPP, PAGEL und HENKE, ROTTER, STAEMMLER, KÖHN und RICHTER u.a. darf es als gesichert gelten, daß Erkrankungen des Lungenparenchyms (Emphysem, Silikose, Pleuraschwarten, Bronchiektasen, chronische Tuberkulose) Ursache einer funktionellen Pulmonalhypertonie mit einer nachfolgenden Sklerose der peripheren Lungengefäße sein können. Aber auch Fehler des Herzens und der großen Gefäße (Mitralstenose, Septumdefekte, Ductus Botalli, Aortenisthmusstenose) können eine pulmonale Hypertonie mit reaktiv-anatomischen Umwandlungen an den Lungengefäßen bewirken. Störungen der Lungenfunktion und des Gasaustausches sowie Störungen im Herz-Lungen-Kreislaufsystem durchdringen einander wechselseitig. Am Ende eines jeden, stetig fortschreitenden Prozesses findet man auf der ventilatorischen Seite Störungen des Gaswechsels und auf der Kreislaufseite Umwandlung des Herzens zum Cor pulmonale und sekundäre Myokardschäden. Gleichgültig ob die Ursachenkette mit der pulmonalen Hypertonie oder mit den Erkrankungen in der Lungenperipherie beginnt, in jedem Fall findet man anatomische Umwandlungen an der „peripher-muskulären Gefäßstrecke" (ROTTER). Und in jedem Fall, in dem es zu Veränderungen in den Gefäßwänden gekommen ist, sind Einschränkungen der Gefäßreagibilität zu erwarten.

B. Versuchsanordnung

Als Untersuchungsmethode wird wieder der von HERTZ angegebene, im Abschnitt II/B beschriebene, einseitige CO_2-Rückatmungsversuch verwendet. Die Messung der Reagibilität der Lungengefäße wird gleichzeitig mit der Bestimmung der wahren Leistungsgrenze durchgeführt. Um jedoch sowohl den Umfang der Vasoconstriction als auch den Umfang der Vasodilatation zu erfassen, damit die ganze Reaktionsbreite der Gefäße sichtbar wird, ist es notwendig, in jedem Fall nacheinander die Bronchospirometrie und die Rückatmungsversuche für jede Lungenseite durchzuführen.

C. Messungen und Berechnungen

Gemessen wird die Sauerstoffaufnahme einer jeden Lungenseite während der Bronchospirometrie sowie während der beiden Rückatmungsversuche. Die Sauerstoffaufnahme der Lungenseiten ist das Maß für ihre „effektive" Durchblutung. Die Sauerstoffaufnahme wird planimetrisch aus der Atemkurve der Lungen errechnet. Alle Angaben über die Sauerstoffaufnahme beziehen sich auf die Zeitspanne von 1 min. Die Sauerstoffaufnahme während der Bronchospirometrie und auf der nicht rückatmenden Lungenseite ($Lunge_{norm}$) kann direkt abgelesen werden. Auf der Rückatmungsseite (RAS) ist das nicht unmittelbar möglich, dafür ist folgende erste Korrektur nötig.

Abb. 12 zeigt die Atemkurven beider Lungenseiten während des Versuches. Während die Atemkurve der normal atmenden Lungenseite entsprechend der

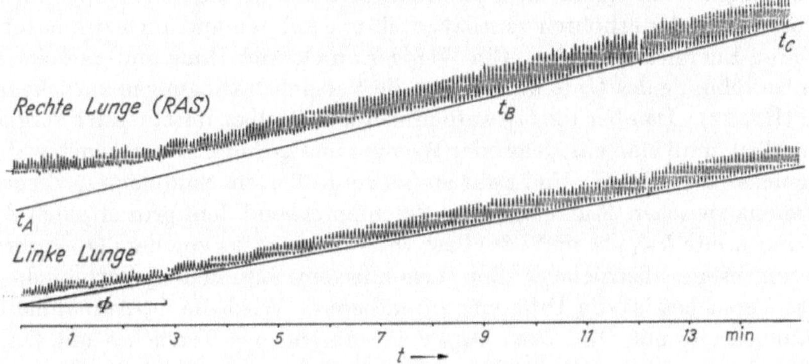

Abb. 12. Die Bestimmung der effektiven Lungendurchblutung durch die Sauerstoffaufnahme jeder Lungenseite. t_A = Versuchsbeginn, t_B = das CO_2-Gleichgewicht auf der Rückatmungsseite ist erreicht, von nun an verläuft die Atemkurve gradlinig, t_C = Versuchsende. Φ = Trägheit der Gefäßreaktion

stetig gleichbleibenden O_2-Aufnahme gradlinig ansteigt, kann die O_2-Aufnahme auf der rückatmenden Seite nicht direkt abgelesen werden. Auf der rückatmenden Seite wird das CO_2 nicht absorbiert, sondern in das System abgegeben. Deshalb verringert sich das Spirometervolumen anfänglich nur um die Differenz zwischen O_2-Aufnahme und CO_2-Abgabe (abhängig vom R. Q.). Erst nach Verstreichen einer unterschiedlich langen Zeit, bis der Ausgleich der CO_2-Drucke beendet ist, ist die Volumenänderung nur noch abhängig von der O_2-Aufnahme (t_B). Von nun an verläuft auch die Atemkurve der rückatmenden Seite geradlinig (t_B bis t_C). In diesem Bereich kann die O_2-Aufnahme gemessen werden.

Vom Punkt B an ändert sich — sofern die Leistung der normal atmenden Lungenseite ausreicht — der CO_2-Gehalt im Spirometervolumen nicht mehr. Die Volumenänderung ist allein von der O_2-Entnahme abhängig. Da sich aber das Gesamtvolumen (V) am Ende des Versuches aus einem O_2- und CO_2-Volumen zusammensetzt, muß von dem Gesamtvolumen das CO_2-Volumen abgezogen werden, damit man das O_2-Entnahmevolumen erhält:

$$\frac{\Delta O_2}{\Delta t} = \frac{\Delta V}{\Delta t} - \frac{\Delta CO_2}{\Delta t} \tag{18}$$

$$\frac{\Delta V}{\Delta t} = \text{konstant für } t_B \gtreqless t. \tag{19}$$

Die derart korrigierten Werte für den O_2-Verbrauch sind mit cm³* bezeichnet.

Gibt man die anteilige O_2-Aufnahme der beiden Lungenflügel in Prozenten an, dann ist die relative Durchblutung jeder Lungenseite bekannt. Aus dem Vergleich der relativen Durchblutung einer Lungenseite während der Bronchospirometrie, während des Rückatmungsversuches und während sie das gesamte CO_2 ausscheidet ($\text{Lunge}_{\text{norm}}$) ergibt sich die prozentuale Änderung der Durchblutung. Diese Änderung ist das Maß für die Reagibilität der Lungengefäße.

Will man aber die versuchsbedingte Durchblutungsänderung nicht als relatives Maß, sondern unmittelbar erkennen, dann ist gelegentlich eine weitere Korrektur des O_2-Aufnahmewertes beider Lungenseiten nötig. Man beobachtet nämlich, daß die Summe der O_2-Aufnahme während des Versuches (S_r oder S_l) von derjenigen während der Bronchospirometrie (S) nach oben oder nach unten abweichen kann. Ein Mehr an O_2-Aufnahme entsteht durch einen vermehrten O_2-Verbrauch infolge erhöhten ventilatorisch-muskulären und auch zirkulatorisch-muskulären Energieaufwandes. Ein Weniger an O_2-Aufnahme muß auf eine noch bessere Gewöhnung des Untersuchten an die Versuchsbedingungen zurückgeführt werden (HERTZ). Da aber die O_2-Aufnahmen unmittelbar miteinander verglichen werden sollen, muß man ein Mehr oder Weniger im O_2-Summenverbrauch während des Versuches korrigieren. Und zwar ist bei vergrößertem Summen-O_2-Verbrauch die Differenz zwischen S und S_r (bzw. S_l) entsprechend dem prozentualen Anteil jeder Lungenseite (r_{RAS} % und l %) bzw. (r % und l_{RAS} %) von dem O_2-Verbrauch jeder Lungenseite abzuziehen. Bei vermindertem Summen-O_2-Verbrauch während des Versuches ist die Differenz zu addieren. Wird die O_2-Aufnahme einer jeden Lungenseite mit $O_{2(r)}$ bzw. $O_{2(l)}$ und während des Versuches mit $O_{2(r)\text{RAS}}$ bzw. $O_{2(l)\text{RAS}}$ bezeichnet, dann gilt

$$O_{2(r)} + O_{2(l)} = S = 100\,\% ; \qquad O_{2(r)} + O_{2(l)} = S_r = 100\,\% \tag{20}$$

$$S = \text{konstant} \cdot S_r \lesseqgtr S; \quad S_l \lesseqgtr S .$$

Wenn $S \lessgtr S_r$ ist, dann ist $S - S_r = z$

$$z = (O_{2(r)} + O_{2(l)}) - (O_{2(r)\text{RAS}} + O_{2(l)}) . \tag{21}$$

Ein direkter Vergleich der O_2-Aufnahme der Lungenseiten miteinander ist dann möglich, wenn korrigiert wurde

$$O_{2(r)} + O_{2(l)} = (O_{2(r)\text{RAS}} - z \cdot O_{2(r)\text{RAS}}) + (O_{2(l)} - z \cdot O_{2(l)}) . \tag{22}$$

Eine entsprechende Korrektur ist vorzunehmen, wenn $S_r \gtrless S$ ist.

Die so korrigierten O_2-Aufnahmewerte während der Versuche sind mit cm³** bezeichnet. Der Betrag, um den die Durchblutung einer Lungenseite während des Versuches geändert wurde, kann nun direkt angegeben werden. Er ist mit %* bezeichnet. Der Bezugswert ist in jedem Fall die O_2-Aufnahme jeder Lungenseite während der normalen Bronchospirometrie.

Man ist durchaus berechtigt, auf diese Weise die effektive Durchblutung jeder Lungenseite zu bestimmen. Da nämlich unter den gegebenen Bedingungen auf beiden Seiten der Unterschied zwischen dem Sauerstoffgehalt des in die Lungencapillaren einfließenden und die Lungencapillaren verlassenden Blutes gleich groß ist, kann nur so viel Sauerstoff entnommen werden, als Blut durch die Lungen fließt. Nicht nur das in eine jede Lunge einfließende venöse Mischblut hat den gleichen Sauerstoffgehalt, sondern auch das die Lungen verlassende Blut, da reiner Sauerstoff geatmet wird. Da vasculäre Kurzschlüsse der Lungen in der O_2-Aufnahme unberücksichtigt sind, darf man von einer „effektiven“ Durchblutung der Lungen sprechen.

Bezeichnet man die O_2-Konzentration mit C, das venöse Mischblut mit v, das Lungencapillarblut mit c, das Kreislaufzeitvolumen mit J und die Sauerstoffaufnahme mit $O_{2(r)}$ und $O_{2(l)}$ für jede Lungenseite, dann gilt (HERTZ)

$$C_{C(r)} = C_{c(l)}, \tag{23}$$

$$C_{v(r)} = C_{v(l)}, \tag{24}$$

$$J_r(C_{C(r)} - C_{v(r)} = O_{2(r)}), \tag{25}$$

$$J_l(C_{c(l)} - C_{v(l)} = O_{2(l)}), \tag{26}$$

$$\frac{C_{C(r)} - C_{v(r)}}{C_{c(l)} - C_{v(l)}} = 1, \tag{27}$$

$$\frac{J_r}{J} = \frac{O_{2(r)}}{O_2} \quad \text{und} \quad \frac{J_l}{J} = \frac{O_{2(l)}}{O_2}. \tag{28}$$

Zum Unterschied zur einseitigen Hypoxie sind die Sauerstoffzufuhr und Sauerstoffaufnahme während des einseitigen CO_2-Rückatmungsversuches auf beiden Lungenseiten unberücksichtigt, so daß immer eine vollständige Sauerstoffsättigung erzielt wird. Deshalb gelten die obigen Beziehungen unter den Versuchsbedingungen. Das heißt, nach Vornahme der angegebenen Korrekturen, können die jederseitigen Werte der Sauerstoffaufnahme direkt als Maß für die effektive Durchblutung benutzt und ein Unterschied der Durchblutung unter bronchospirometrischen und Versuchsbedingungen als Maß für die Reagibilität der Lungengefäße verwendet werden.

D. Versuchsergebnisse

Die Ergebnisse der Messungen der Lungengefäßreaktion bei 73 Versuchspersonen sind in Tabelle 2 niedergelegt. Um den Weg zu den für die spätere klinische Beurteilung entscheidenden Werten anzuzeigen, sind die verschiedenen Korrekturwerte ebenfalls in der Tabelle enthalten.

1. Die Gefäßreagibilität bei Lungengesunden

Zunächst ging es darum, den Normalbereich und die Normalreaktion der Lungengefäße festzulegen. Dafür wurden 18 junge Männer, im Alter zwischen 21 und 28 Jahren, die niemals lungenkrank gewesen waren und bei denen die Lungendurchleuchtung keinerlei krankhafte Veränderungen im Lungenparenchym erkennen ließ, den bekannten Versuchsbedingungen unterworfen. Das statistische Gesamtergebnis der Untersuchungen ist in *Tabelle 2* in der *Gruppe 1* niedergelegt. Man erkennt, wie das Verhältnis der Lungenseiten zueinander mit rechts 55 und links 45% dem von HERTZ ermittelten Normalverhältnis entspricht (Spalte 3 und 5). Der Umfang der Gefäßreaktion reicht auf jeder Lungenseite von der

Tabelle 2. *Reagibilität der peripheren Lungengefäße.* Statistische Sicherung der Reaktionsart

			Bronchospirometrie					Rückatmungsversuch: Rechts									
			$O_{2(r)}$		$O_{2(l)}$		S	S_r	Rechte Lunge					Linke Lunge			
									$^FCO_2$%	$O_{2(r)}$ RAS				$O_{2(l)}$			
			cm³	%	cm³	%			t (Ende)	cm³*	%	cm³**	%*	cm³*	%	cm³**	%*
		1	2	3	4	5	6	7	8	9	10	11	12	13	14	15	16
	Z	18															
Gruppe I	ε		184	55	151	45	335	310	4,1	136	44	147	80	174	56	188	123
„Normal-	λ		21		18							18	2			14	2
Reaktion"	σ		70		61							63	4			51	6
(Lungengesunde)	∂		11		9							10	2			9	1
	φ		3,8%		4,0%							4,7%	5,1%			2,5%	5,0%
	Z	24															
Gruppe II Eingeschränkte	ε		174	56	130	44	304	262	6,1	128	49	151	88	134	51	153	118
„Normal-	λ		13		10							12	2			10	3
Reaktion"	σ		57		45							53	5			46	5
(Lungenkranke)	∂		9		7							8	2			7	2
	φ		3,3%		3,5%							3,5%	5,7%			3,0%	4,6%
	Z	22															
Gruppe III	ε		185	56	146	44	331	290	7,5	141	49	161	87	149	51	170	116
„Rechts-	λ		14		11							13	3			11	3
Reaktion"	σ		57		45							51	6			44	6
(Lungenkranke)	∂		10		8							9	3			8	3
	φ		3,1%		3,1%							3,2%	6,8%			2,6%	5,3%
Gruppe IV	Z	7															
„Links-	ε		138	52	129	48	267	298	7,3	168	56	151	109	130	44	116	90
Reaktion"	α		181		173							188	110			159	95
(Lungenkranke)	β		93		110							101	103			101	92
Gruppe V	Z	2															
„Paradoxe-Reaktion"	ε		122	50	122	50	244	230	7,4	118	51	125	102	112	49	119	98

CO_2-bedingten Kontraktion (in Spalte 27 und 30 als Minusvariation eingetragen) bis zur O_2-bedingten Vasodilatation (in Spalte 28 und 29 als Plusvariation eingetragen. Die originalen Vergleichswerte sind in Spalte 12, 16, 21 und 26 zu finden). Der Gesamtumfang der Gefäßreaktion (in Spalte 27 und 30 eingetragen) beträgt demnach bei lungengesunden Individuen in der rechten Lunge insgesamt um 43% und in der linken Lunge insgesamt um 41%. Das normale Verhältnis der Lungenseiten zueinander bleibt also auch hier noch gewahrt. Die Messungen besagen, daß die peripheren Lungengefäße, sofern keinerlei anatomische Umwandlungen an ihren Wänden bestehen, in der Lage sind, sich soweit zu kontrahieren, daß die normale Durchblutung um nahezu 20%* vermindert und um 20%* vermehrt werden kann. Die geringe Standardabweichung der Mittelwerte läßt erkennen, daß es sich um sehr regelmäßige Reaktionen handelt. Den Maximal- und Minimalwert lieferte jeweils eine Versuchsperson. Mit diesen Befunden haben die These von v. EULER und LILJESTRAND ebenso wie die Untersuchungen von HERTZ, LÖHR, BÜHLMANN u.a. eine weitere Bestätigung erfahren. Diese Reaktionsart werde zur Unterscheidung von anderen Reaktionsweisen als „Normal-Reaktion" bezeichnet.

und des Reaktionsumfanges. (Die Schreibweise Spalte 27—30 wird auch weiterhin verwendet)

S_l	Rückatmungsversuch: Links									Gefäßreagibilität				
	Rechte Lunge				Linke Lunge					Rechte Lunge		Linke Lunge		
	$O_{2(r)}$				$^{F}CO_2$%					auf CO_2 um %	auf O_2 um %	auf O_2 um %	auf CO_2 um %	
	cm³*	%*	cm³**	%*	t(Ende)	cm³*	%	cm³**	%*					
17	18	19	20	21	22	23	24	25	26	27	28	29	30	
325	211	65	221	119	4,7	114	35	117	78	−20	+23	+19	−22	keine Gefäß-veränderungen
			15	3				16	2					
			57	6				49	4					
			11	2				10	2					
			2,8%	5,0%				3,6%	5,0%	5,1%	5,0%	5,0%	5,0%	
300	194	65	197	113	6,5	106	35	105	81	−12	+13	+18	−19	geringfügige Gefäß-veränderungen
			13	3				10	3					
			59	6				44	4					
			9	3				7	2					
			3,0%	5,3%				4,2%	5,0%	5,7%	5,3%	4,6%	5,0%	
335	175	52	173	94	7,5	160	48	168	115	−13	−6	+16	+15	eindeutige Gefäß-veränderungen
			13	1				10	3					
			55	3				41	5					
			10	2				7	2					
			3,2%	3,1%				2,4%	4,3%	6,8%	3,1%	5,3%	4,3%	
294	173	59	157	114	7,7	121	41	110	85	+9	+14	−10	−15	eindeutige bis schwere Gefäß-veränderungen
			184	124				142	96					
			109	102				94	82					
221	107	49	118	97	7,6	114	51	126	103	+2	−3	−2	+3	Gefäßwand-sklerose

2. Die Gefäßreagibilität bei Lungenkranken

Diesen Gefäßreaktionen von Lungengesunden seien nun die Reaktionsbreiten und Reaktionsarten von Versuchspersonen mit Erkrankungen des Lungenparenchyms (in der Mehrzahl der Fälle Lungentuberkulosen) und mit erworbenen und angeborenen Herzvitien gegenübergestellt. Die *Gruppe 2* umfaßt 24 Kranke, bei denen der mittlere Umfang der Gefäßreaktion gerade halb so groß ist wie in der Gruppe 1. Zwar ist der alveolovasculäre Reflex noch in normaler Weise erhalten, die Antwort der Gefäße auf den CO_2-Reiz ist aber erheblich schwächer geworden. Obwohl der mittlere alveolare CO_2-Gehalt in beiden Gruppen praktisch gleich groß ist, ist die Gefäßreaktion wesentlich unergiebiger.

Den 42 Versuchspersonen mit Normal-Reaktionen (Gruppe 1 und 2) stehen 31 Versuchspersonen gegenüber, bei denen die Lungengefäße sich nicht der genannten Regel fügten. Bei rechtsseitig durchgeführtem Versuch wurde zwar die Durchblutung der rechten Lunge vermindert und die der linken Lunge vermehrt, aber beim linksseitig durchgeführten Versuch reagieren die Gefäße abermals mit einer Dilatation bzw. einer Konstriktion (Spalte 27—30). Allerdings ist der mittlere Umfang der Reaktion im linksseitigen Rückatmungsversuch deutlich geringer geworden. Alle Fälle mit dieser Reaktionsweise sind in *Gruppe 3* zusammengefaßt und als ,,Rechts-Reaktion" bezeichnet. Daneben gab es eine geringe Zahl von Kranken, bei denen die Gefäße der rechten Lunge immer mit einer Dilatation reagieren und die Gefäße der linken Lunge immer mit einer Kontraktion, gleichgültig ob die Seite sich im Rückatmungsversuch befand oder nicht. Diese Art zu reagieren wird als ,,Links-Reaktion" bezeichnet. Und schließlich seien noch die Mittelwerte von zwei Kranken wiedergegeben, deren Gefäße paradox reagierten: Auf eine erhöhte CO_2-Spannung folgte eine Dilatation und auf Sauerstoff eine Kontraktion. Der Umfang der Gefäßreaktion ist allerdings außerordentlich gering, so daß man doch wohl von einer Gefäßstarre sprechen muß. Diese Art zu reagieren wird als ,,Paradoxe-Reaktion" bezeichnet.

a
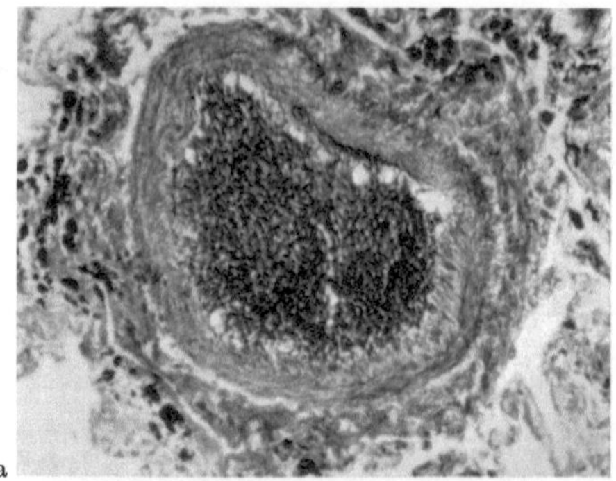

b
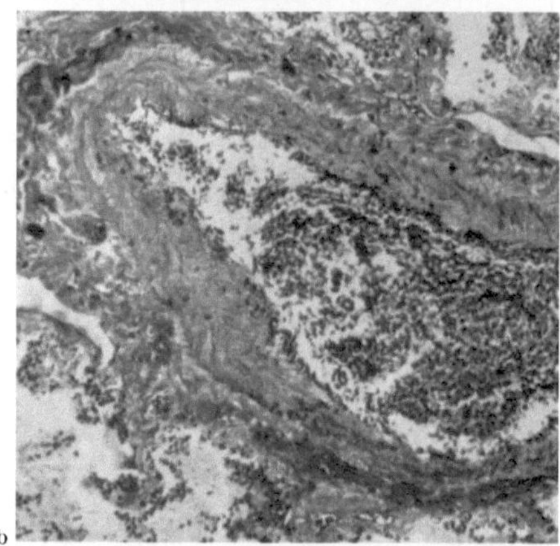

c
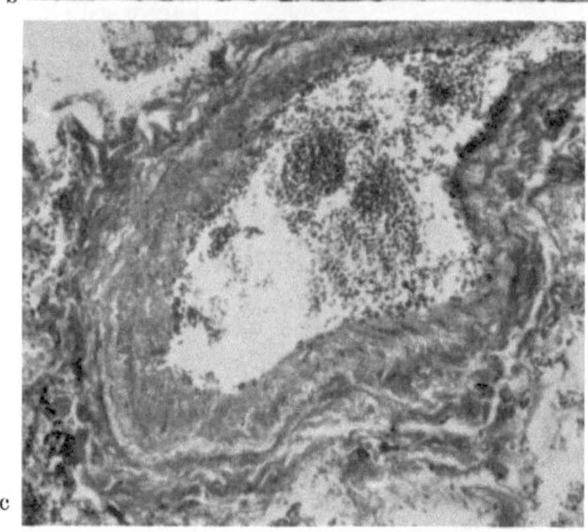

Abb. 13a—c. Beispiele für Pulmonalarterien kleinsten Kalibers mit einer eigenen Ringmuskulatur. a Normalfall mit einer Reaktionsweite von + 14% bis − 13%; b Hyalinose mit Verlust an muskulären Elementen, Reaktionsweite eingeschränkt von + 8% bis − 9%; c Arteriosklerose ohne muskuläre Elemente, erheblich eingeschränkt Reaktion mit + 2% bis − 2% (b und c schräg geschnitten)

3. Die Reagibilität und der anatomische Befund an den peripheren Lungengefäßen

Um den vorliegenden Meßergebnissen die richtige Deutung zu geben, muß ihnen der anatomische Befund an den peripheren Lungengefäßen zugerechnet werden. Das ist aus naheliegenden Gründen nur begrenzt möglich. Mit der Aussage einer ventilationsabhängigen und ventilatorisch gemessenen Durchblutungsänderung werden nur beatmete Lungenabschnitte erreicht. Zudem betrifft diese Aussage den ganzen Lungenflügel, also die Summe aller Gefäßveränderungen. Und die Untersuchungen von SCHMIDT haben schon gezeigt, wie Lungenabschnitte mit ausgeprägten Gefäßsklerosen Abschnitte mit unveränderten Gefäßen nahe benachbart sein können.

Um trotzdem eine Deutung der Befunde möglich zu machen, wurden zwei Wege beschritten. Einmal wurde das Ergebnis der Reaktionsmessung in allen den Fällen mit dem histologischen Befund an den Lungengefäßen verglichen, in denen weitgehend „unverändertes“ Lungengewebe gewonnen und in verschiedenen Abschnitten untersucht werden konnte. Das ist in Tabelle 3 geschehen. Zum anderen wurde die Korrelation zwischen der Dauer der Vorgeschichte und der Gefäßreaktion geprüft.

Um die feinanatomischen Befunde zu ordnen, wurde folgende Klassifizierung vorgenommen:

+ arteriosklerotische Intimaeinlagerungen; neben veränderten auch unveränderte Gefäße.

++ neben arteriosklerotischen Intimaeinlagerungen eine Verminderung der muskulären und ein Überwiegen der elastischen Wandelemente an der Mehrzahl der eingehenden Gefäße.

+++ eindeutige sklerotische Veränderungen an allen eingesehenen Gefäßen mit Hyalinisierung und Fehlen der Muskelfasern in den Gefäßwänden.

Die in Tabelle 3 zusammengestellten Gefäßreaktionen und die zugehörigen histologischen Befunde an den Lungengefäßen lassen erkennen, daß immer dann

Tabelle 3. *Gefäßreaktion und anatomischer Gefäßbefund*

Nr.	Name	Alter Jahre	Diagnose	Gewebe aus der Lungenseite	Gefäßveränderungen * (histologisch)	Rechts − + / + %	Links − + / + %
1	2	3	4	5	6	7	8
1	E.L.	45	Mitralstenose	links	(+)	−19/+25	+20/−16
2	E.S.	51	Zwerchfellhernie	rechts	keine	−19/+25	+20/−17
3	A.K.	42	Tuberkulom re. OL	rechts	+	−15/+15	+11/−14
4	J.S.	53	Bronchial-Ca. re. UL	rechts	+	−19/+11	+19/−13
5	O.L.	59	Bronchial-Ca. li. OL	links	++	−21/+16	+11/−12
6	K.F.	38	Lungen-Tbc bds.	rechts	++	−5/+7	+10/−19
7	W.S.	35	Lungen-Tbc bds.	rechts	+	−13/+8	+5/−8
8	D.S.	23	alte Lungen-Tbc bds.	rechts	++	−6/+3	+15/−4
9	A.K.	65	Bronchial-Ca., Emphysem	rechts	+++	−8/+13	+6/−9
10	E.S.	50	alte Lungen-Tbc bds.	rechts	+++	+4/+7	−3/−4
11	G.S.	47	alte Lungen-Tbc bds.	rechts	+++	−2/−7	+16/+16
12	R.P.	46	alte Lungen-Tbc bds.	links	+++	+2/+19	−2/+20
13	H.R.	56	Emphysem, Bronchial-Ca.	rechts links	+++	−1/−1	+2/+2
14	T.T.	60	Bronchial-Ca., Emphysem	links	+++	−4/+3	−3/+2
15	E.K.	66	Bronchial-Ca., Emphysem	rechts links	+++	−9/−3	+9/+2
16	E.J.	59	Bronchial-Ca., Emphysem	rechts	++	−3/0	+4/0

* Einteilung der histologischen Gefäßbefunde s. oben.

der Umfang der Gefäßreaktionen gegenüber der Norm vermindert ist, wenn Gefäßveränderungen im histologischen Präparat nachweisbar waren. Es muß hervorgehoben werden, daß in allen den Fällen, in denen Rechts- oder Links-Reaktionen beobachtet wurden, die Gefäßwände Veränderungen zeigten. Für die Lösung des vorliegenden Problems ist das regelmäßige Zusammentreffen von Gefäßwandveränderung und Reaktionseinschränkung neben Reaktionsabweichung genügender Beweis.

Bei der zweiten Prüfung (Abb. 14), nämlich der Korrelation von Reaktionsumfang und -art mit der Dauer des Krankheitsprozesses, wird unterstellt, daß aus der Vorgeschichte gewisse Rückschlüsse auf den abgelaufenen Krankheitsprozeß und die dadurch hervorgerufenen Gefäßveränderungen möglich sind, da bei Bestehen eines Cor pulmonale Gefäßwandveränderungen niemals fehlen (Bolt, Bühlmann, Schaub und Rossier). Es ist einleuchtend, daß man bei einer seit zehn und mehr Jahren bestehenden Lungentuberkulose, bei der die Erfolglosigkeit von Pneumothoraces, Kaustiken und von Tuberculostatica als letzten Ausweg nur noch die Resektion offen läßt, intensivere Gefäßveränderungen erwarten

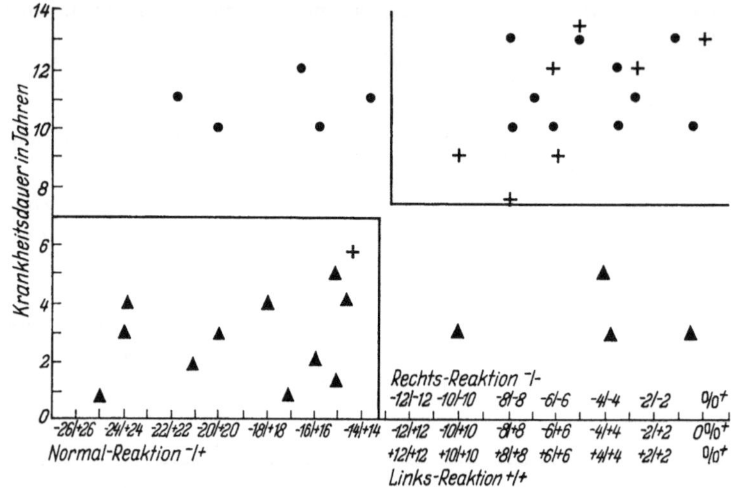

Abb. 14. Korrelation zwischen Krankheitsdauer und Gefäßreaktion bei 38 Lungenkranken. (Kreise = Krankheitsdauer 10 Jahre und mehr, Dreiecke = Krankheitsdauer unter 5 Jahren, Kreuze = Cor pulmonale chron.)

muß, als bei Tuberkulosen, die schon nach sehr kurzer Krankheitsdauer untersucht werden konnten. Aus dem Gesamtmaterial wurden je zwei Krankengruppen von 15 Lungentuberkulosen ausgewählt. Um altersbedingte Gefäßveränderungen möglichst zu eliminieren, war kein Kranker dieser Gruppe älter als 45 Jahre. Bei der einen Gruppe (markiert durch Dreiecke) bestand die Tuberkulose in keinem Fall länger als 5 Jahre, in der anderen Gruppe (markiert durch Kreise) bestand die Tuberkulose immer 10 Jahre und mehr. Hinzu kommen 8 Fälle mit einem röntgenologisch nachgewiesenen Cor pulmonale (markiert durch ein Kreuz), so daß die Prüfung an 38 Fällen durchgeführt werden konnte. Die Dauer des Krankheitsgeschehens wurde zum Umfang und zur Art der Gefäßreaktion in Beziehung gesetzt. Selbstverständlich war eine lineare Regression nicht zu erwarten. Aber allein aus der Dichte der beiden Punktschwärme und aus ihrer Gruppierung dürfte erkennbar sein, daß ein Zusammenhang zwischen Krankheitsdauer und vermuteter Gefäßveränderung einerseits und Gefäßreaktion andererseits mit großer Wahrscheinlichkeit als bestehend angenommen werden darf.

4. Die Trägheit der Gefäßreaktion

Es wurde berichtet, aus welchen Gründen die Atemkurve auf der Rückatmungsseite zu Beginn eine bogenförmige Krümmung aufweist, ehe sie gradlinig verläuft. In einem Teil der Fälle hat auch die Atemkurve der $\text{Lunge}_{\text{norm}}$ in ihrem Anfang eine bogenförmige Krümmung, um dann auch in eine Gerade überzugehen. In diesen Fällen ist die Sauerstoffaufnahme ebenfalls nur im gradlinigen Abschnitt ablesbar. Die Zeit der Krümmung ist unterschiedlich lange, aber wesentlich kürzer als diejenige der Rückatmungsseite. Die Zeit, während

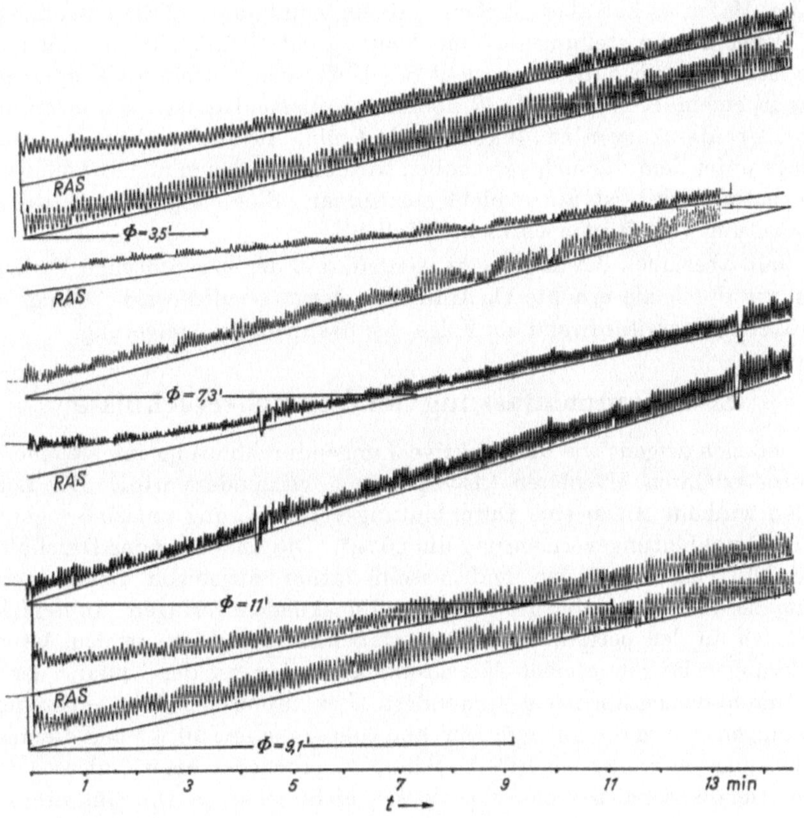

Abb. 15. Unterschiedlich lange Zeiten für Φ in 4 Versuchen. (Ein Atemkurvenpaar gehört zu einem Versuch)

der die Atemkurve der $\text{Lunge}_{\text{norm}}$ bogenförmig gekrümmt ist, wurde mit Φ bezeichnet (Abb. 15).

Es erhebt sich die Frage, wie diese Krümmung zustande kommt. Zweifelsohne ist eine vermehrte CO_2-Ausscheidung und Anreicherung im Spirometersystem dafür nicht verantwortlich zu machen. Denn das in das Spirometervolumen abgegebene CO_2 wird sofort und vollständig durch den Absorber entfernt. Am nächsten gelegen ist der Gedanke, daß die Zeit Φ von den Lungengefäßen dazu benötigt wird, die O_2-abhängige Vasodilatation zuwege zu bringen; es braucht eben eine gewisse Zeit, bis die reaktive Änderung der Gefäßweise vollzogen ist. Wenn die Durchblutungsänderung abgeschlossen ist, bleibt die O_2-Entnahme aus dem Lungen-Spirometervolumen gleichmäßig groß; als Zeichen dafür steigt nun die Atemkurve gradlinig an.

In Abb. 15 sind verschiedene Φ zusammengestellt. Je zwei Atemkurven gehören zu einem Rückatmungsversuch; zuerst ist die Atemkurve der Rückatmungsseite abgebildet, unmittelbar darunter die Atemkurve der $Lunge_{norm}$. Der Wert für Φ ist jeweils eingetragen. Man erkennt, wie für die Gefäßreaktion sehr unterschiedlich lange Zeiten benötigt werden, nämlich von 2,5 bis zu 11 min. Man könnte vermuten, daß die Umstellungszeit um so länger dauert, je hochgradiger die anatomischen Gefäßveränderungen sind. Eine Prüfung des vorliegenden Materials hat aber ergeben, daß ein signifikanter Zusammenhang zwischen Dauer der Umstellungszeit und Umfang der Gefäßreaktion *nicht* nachzuweisen ist. Weiter hat die Durchsicht des Untersuchungsmaterials ergeben, daß sie nur in einem Teil der Fälle Φ überhaupt ausmeßbar ist. Bei mehr als der Hälfte aller Atemkurven ist Φ kleiner als 1 min. In allen Fällen, in denen die Atemlage unter dem Versuch verschoben wird oder in denen nicht absolut gleichmäßig geatmet wird, ist Φ gar nicht ausmeßbar. Eine endgültige Aussage über die Bedeutung von Φ ist noch nicht möglich.

Es muß aber auch daran gedacht werden, daß der bogenförmige Verlauf der Atemkurve durch die erhöhte O_2-Aufnahme hervorgerufen wird, bedingt durch den größeren Energieaufwand als Folge der Atemvolumensteigerung.

E. Zusammenfassung der Versuchsergebnisse

Es ließ sich zeigen, wie die effektive Lungendurchblutung infolge einer über die Norm erhöhten alveolären CO_2-Spannung vermindert wird. Bei Lungengesunden wird im Mittel eine Durchblutungsverminderung um 20% * gefunden und eine Durchblutungsvermehrung um 20% *. Die Änderung der Durchblutung wird durch Vasoconstriction und Vasodilatation derjenigen Gefäßabschnitte erreicht, die über eine dafür geeignete Ringmuskulatur verfügen. In dem Maße, in dem sich an den peripheren Lungengefäßen, insbesondere an den Arteriolen Veränderungen im Sinne einer Arteriosklerose finden, ist der Umfang der möglichen Durchblutungsänderung vermindert. Bei chronischen Lungenparenchymerkrankungen betrug die mittlere Durchblutungszunahme 10% * und die mittlere Durchblutungsverminderung 10% *. Bei ausgesprochener Arteriosklerose der genannten Gefäßabschnitte kam es praktisch nicht mehr zu Durchblutungsänderungen.

Beim Vorhandensein weniger ausgeprägter Veränderungen an den peripheren Gefäßen werden in wenigen Fällen bei erhöhter alveolärer CO_2-Spannung auch Vermehrungen der Lungendurchblutung beobachtet.

In einem Teil der Fälle zeigt nicht nur die Atemkurve der Rückatmungsseite, sondern auch die Atmungskurve der $Lunge_{norm}$ eine bogenförmige Krümmung. Die Zeit, bis die Krümmung der Atemkurve der $Lunge_{norm}$ in die Gerade übergeht, wird als Ausdruck der Trägheit der Gefäßreagibilität gedeutet.

V. Die Fehlermöglichkeiten und Grenzen der Untersuchungsmethoden

Wird die geschilderte Versuchsanordnung abgewandelt oder unterlaufen unbeabsichtigte Fehler, dann ändern sich die Versuchsergebnisse. Das gilt ganz besonders für die charakteristische und für das diagnostische Urteil so entscheidende

Kurve des Anstieges von CO_2 im System der Rückatmungsseite. Nur wenn die beschriebene Versuchsanordnung streng eingehalten wird, darf man erwarten, zu vergleichbaren Ergebnissen zu gelangen.

A. Fehlermöglichkeiten

1. Das System der Rückatmungsseite enthält keinen reinen Sauerstoff: Nur solange auch die im Rückatmungsversuch befindliche Lungenseite unbehindert Sauerstoff aufnehmen kann, sind Hypoxieeffekte vermeidlich. Enthält das System etwa Zimmerluft, dann ist die Fähigkeit der Lunge zu ventilatorischen Bewegungen zwar unbehindert, der Untersucher hat aber keine Kontrolle, wann die O_2-Mangelatmung beginnt. Die Effekte einer einseitigen Hypoxie sind aber ganz andere als die einer einseitigen alveolären CO_2-Vermehrung (HERTZ).

2. Das System der Rückatmungsseite darf keine CO_2-Reste aus vorhergehenden Versuchen enthalten. Die ${}^{F}CO_2$-Kurve beginnt sonst nicht am Nullpunkt, sondern bei einem beliebigen ${}^{F}CO_2$-Wert. Dem erhöhten ${}^{F}CO_2$-Ausgangswert zufolge steigt die ${}^{F}CO_2$-Kurve im Anfang rascher an. Das führt zu falschen Schlüssen, wenn aus dem Anstieg der Kurve ein Urteil gebildet werden soll.

3. Das Ausgangsvolumen der Spirometerglocke auf der Rückatmungsseite soll von Versuch zu Versuch gleichmäßig groß gewählt werden, um vergleichbare ${}^{F}CO_2$-Kurven zu gewinnen. Es wurde ausführlich dargelegt, in welcher Weise das $\text{Spirometervolumen}_{\text{RAS}}$ in die Gleichung (13) eingeht. Während große Volumenunterschiede den Kurvenverlauf wesentlich beeinflussen, sind Differenzen bis zu 100 cm^3 praktisch ohne Bedeutung.

4. Die Leistung der Pumpen in beiden Spirometersystemen soll gleichbleibend groß sein. Unterschiedliche Durchströmungen der Systeme verändern die CO_2-Messung im Diaferometer und damit auch den Verlauf der ${}^{F}CO_2$-Kurve (vgl. Abb. 16).

Im Abschnitt II/D wurde diskutiert, aus welchen Gründen die Steilheit des ${}^{F}CO_2$-Anstieges von besonderer Aussagekraft ist. Es muß also daran gelegen sein Versuchsbedingungen zu schaffen, die sich den natürlichen Gegebenheiten anpassen. Man muß davon ausgehen, daß normalerweise das Gasgemisch im Bronchialsystem mit annähernd 50 l/min bewegt wird (DU BOIS, BRITT und FENN). Dann erscheint es als richtig, die Systempumpen so einzuregulieren, daß sie möglichst die gleiche Gasmenge in der Zeit bewegen. Da aber die Menge des im Bronchialsystem in der Zeit bewegten Gasgemisches von Fall zu Fall unterschiedlich groß ist, abhängig vom Lungenvolumen und der Atemfrequenz, schien eine Gasumlaufmenge im System am geeignetsten zu sein, die gerade über der normalen Gasumlaufmenge im normalen Bronchialsystem gelegen ist. Um regelmäßig von gleichen Versuchsbedingungen ausgehen zu können, wurden die Systempumpen so eingestellt, daß sie immer 55 l/min fördern.

Die Zusammenhänge zwischen Fördermenge der Pumpen und ${}^{F}CO_2$-Anstieg lassen sich im Experiment darstellen. In Abb. 16 sind die ${}^{F}CO_2$-Kurven aus drei Versuchen an einer Versuchsperson abgebildet. Von Versuch zu Versuch wurde die Fördermenge der Systempumpe variiert. Man sieht, wie die ${}^{F}CO_2$-Kurve bei geringer Fördermenge wesentlich steiler ansteigt als bei einer größeren

Fördermenge der Pumpen. Selbstverständlich streben alle Kurven dem gleichen ${}^{F}CO_2$-Endwert zu.

5. Es bedarf nur der Erwähnung, daß alle Untersuchungen nur dann die vorgezeigten Regelmäßigkeiten aufweisen können, und daß nur dann eine exakte Aussage möglich ist, wenn der Bronchialbaum ebenso wie die Katheterlumen von Sekretverschlüssen frei sind.

6. Die Systeme auf beiden Seiten müssen zuverlässig abgeschlossen sein, sonst kommt es zu CO_2- und O_2-Verlusten. Wenn ${}^{F}CO_2$ am Übergang vom Katheter zum Spirometersystem gemessen wird, können CO_2-Verluste der Beobachtung entgehen. Die Bestimmung der Reagibilität der Lungengefäße geht von der Untersuchung der Sauerstoffaufnahme jeder Lungenseite und ihrer Änderungen während eines CO_2-Reizes aus. Der Sauerstoffverlust aus dem System infolge Undichtigkeit wird die spirometrisch gemessene Sauerstoffaufnahme der Lungenseiten verändern und muß deshalb zu falschen Messungen und zu gefährlichen Schlüssen führen.

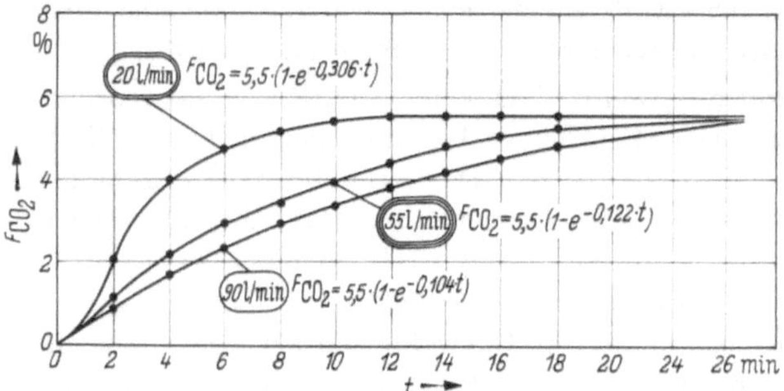

Abb. 16. Unterschiedliche ${}^{F}CO_2$-%-Kurvenformen infolge unterschiedlicher Pumpenleistungen. (Drei Versuche bei einem Kranken)

7. Es liegt auf der Hand, daß es nicht ohne Einfluß auf die Versuchsergebnisse ist, ob der Versuch unter Grundumsatzbedingungen stattfindet oder nicht. Jede Änderung der Stoffwechsellage verändert den Umfang der CO_2-Ausscheidung, ebenso wie dadurch die Sauerstoffaufnahme abgeändert wird. Um die Ergebnisse von Versuch zu Versuch vergleichen zu können, sind Grundumsatzbedingungen anzustreben. Immer gewinnt man die regelmäßigsten Atemkurven bei gut ausgeruhten, psychisch nicht alterierten Versuchspersonen.

B. Grenzen der Untersuchungsmethode

1. Der einseitige CO_2-Rückatmungsversuch läßt sich nur dort durchführen, wo auch eine Bronchospirometrie ausführbar und sinnvoll ist. Pathologische Veränderungen am Kehlkopf, starke Verziehungen und Einengungen der Trachea, die eine Intubation mit dem Carlens-Tubus unmöglich machen, lassen die Untersuchungsmethode ebensowenig zu, wie eine kindliche Trachea eine Intubation wegen der Gefahr des Ödems verbietet.

2. Ist eine Lungenseite praktisch ohne Funktion (z. B. destroyed lung), dann bringt der Versuch auch keine weiteren Erkenntnisse. Erbringt die stärker geschädigte Lunge weniger als 20% der Gesamtleistung, kann man von dem Versuch absehen.

3. Der ganze Umfang der Gefäßreagibilität kann nur gemessen werden, wenn beide Lungenseiten die untere Leistungsgrenze noch nicht überschritten haben. Erreichen eine oder beide Lungenseiten die untere Leistungsgrenze, dann kann die Gefäßreagibilität noch ermittelt werden.

4. Ganz vereinzelt, bei ungenügender Prämedikation (vgl. II/B), erleiden Kranke nach der Anaesthesie des Rachenraumes und der Trachea einen Pantocainschock. Der Schock läßt sich immer mit einem intravenös gegebenen Barbiturat beherrschen. Von der Durchführung des Versuches wird man dann aber absehen.

5. Bei psychisch alterierten Kranken, die sich nicht an die Versuchsbedingungen gewöhnen können oder wollen, ist die Voraussetzung der Grundumsatzbedingung nicht erfüllt. Bei der Beurteilung der Versuchsergebnisse ist Zurückhaltung geboten.

6. Hohes Alter oder primär erheblich verminderte Gesamtventilation sind keine Gegenindikationen.

VI. Die diagnostische Synopsis

Die Untersuchungen haben gezeigt, wie die untere Leistungsgrenze, die ventilatorischen Einzelreserven der Lunge und die Reagibilität der Lungengefäße bestimmt werden. Nun gilt es zu zeigen, wie mit Hilfe dieser Atemgrößen die Leistungsfähigkeit des Lungenorganes besser beurteilt werden kann, als mit den bisher üblichen ventilatorischen Untersuchungsmethoden. Erst wenn erwiesen ist, daß sich ein Urteil über die gegenwärtige Lungenleistung zur Vorhersage erweitern läßt, sind die anfangs von der Thoraxchirurgie vorgelegten Fragen beantwortet.

Dieser Nachweis ist nötig, weil man einer neuen Untersuchungsmethode solange Mißtrauen entgegenbringen wird, solange ihre Überlegenheit nicht unter klinischen Verhältnissen und am konkreten Einzelfall erwiesen ist. Erst vor dem Hintergrund einer methodischen Überlegenheit können der Wert des Urteils und der Wahrscheinlichkeitsgrad der Vorhersage sichtbar werden.

Der Nachweis wird im wesentlichen an sog. Grenzfällen geführt, bei denen es ohnehin schwierig ist, die Operationsindikation zu stellen. Schließlich kann gezeigt werden, welcher Wert dem Versuch auch außerhalb der Thoraxchirurgie zukommt. Um der Fülle des vorhandenen Beweismaterials Herr zu werden, werden neben der Schilderung charakteristischer Einzelfälle tabellarische Übersichten vorgelegt.

A. Klinische Ermittlung der unteren Leistungsgrenze und der funktionellen Reserven

Unter klinischen Verhältnissen ist es kaum möglich, den Versuch länger als 20—25 min durchzuführen. Für die tägliche Praxis genügt eine Untersuchung von 10 min Dauer. Um zu begründeten Urteilen zu gelangen, seien nomographische Hilfen gegeben.

1. Das Nomogramm für die Ermittlung der unteren Leistungsgrenze und der ventilatorischen Einzelreserven

Nach den Ergebnissen der bisher geschilderten experimentellen Untersuchungen darf es als hinreichend bewiesen gelten, daß die ${}^{F}CO_2$-Kurve der Rückatmungsseite ausdrückt, in welchem Grad die $Lunge_{norm}$ CO_2 abzuatmen vermag, und wie die aktuelle Blutreaktion infolge einer eventuellen CO_2-Retention ist. In der täglichen Praxis ist es weder möglich noch nötig, den Versuch so lange durchzuführen, bis sich die $^FCO_2$-Kurve der Parallelen zur Zeitachse nähert, damit dann aus der Höhe des $^FCO_2(t_n)$-Wertes abgelesen werden kann, ob eine respiratorische Acidose entsteht, wenn der Kranke auf die Leistungen der $\text{Lunge}_{\text{norm}}$ angewiesen ist. Der gesetzmäßige Verlauf der $^FCO_2$-Kurve ist durch die Gleichung (17) beschrieben. Daraus geht hervor, daß sich der künftige Verlauf der Kurve schon weitgehend in der Art des Anstieges während der ersten Versuchsminuten ankündigt.

Erreicht die Kurve z.B. bei $t = 10$ min in einem Fall 5% und im anderen Fall 7%, dann müssen beide Kurven bei t_n einen unterschiedlichen $^FCO_2$-Wert

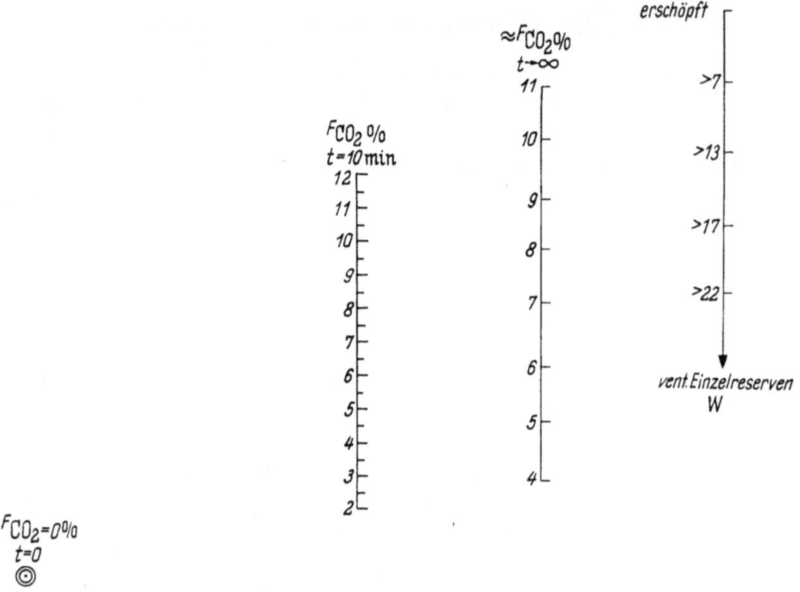

Abb. 17. Nomogramm für die Ermittlung von $^FCO_2$ bei $t \to \infty$ und der ventilatorischen Einzelreserven

erreichen. Es genügt für die Praxis, einen genügend großen Abschnitt des Kurvenverlaufes zu kennen, um abzuschätzen, welchen Wert $^FCO_2$ bei $t \to \infty$ wahrscheinlich erreichen wird. So wird es möglich ein Nomogramm (Abb. 17) zu entwerfen, auf dem an Hand eines $^FCO_2$-Wertes die ventilatorischen Einzelreserven mit einer für klinische Bedürfnisse hinreichenden Genauigkeit abgelesen werden können.

Für die Konstruktion des Nomogramms wurde eine Schar mittlerer, idealisierter Kurven errechnet. Da es sich bei der Gleichung (17) um eine inhomogene Differentialgleichung mit zwei Unbekannten handelt, kann $^FCO_2$ exakt nur im Versuch bestimmt werden; sonst muß der Wert ohnehin geschätzt werden. Da aber nicht der absolute Wert von $^FCO_2(t_n)$ für die Urteilsbildung entscheidend ist, sondern ob die experimentell ermittelte Grenzkurve überschritten wird, bzw. wie weit die aktuelle $^FCO_2$-Kurve unterhalb der Grenzkurve gelegen ist, genügt die Schätzung. Dieses Nomogramm berücksichtigt die $^FCO_2$-Werte bei $t = 10$ min und die Grenzkurve. Beim Ablesen von $^FCO_2 \to \infty$ muß mit einem Fehler von $\pm 0{,}3\%$ gerechnet werden. Will man mit dem nomographisch abgelesenen $^FCO_2 \to \infty$ Wert einen

Kurvenverlauf berechnen, dann wird die berechnete Kurve um Werte von $\pm 0{,}5\%$ von der gemessenen Kurve abweichen.

Um $^{F}CO_2$ noch genauer ablesen zu können, wurde das Nomogramm so konstruiert, daß zwei weitere Scharen von mittleren, idealisierten Kurven errechnet wurden, die von der ersten Gruppe um $\pm 0{,}5\%$ abweichen.

Entsprechend dem Gültigkeitsbereich der Gleichung (17) gilt das Nomogramm nicht für extrem hohe $^{F}CO_2$-Werte. Es genügt aber, um die untere Leistungsgrenze der Lunge und die ventilatorischen Einzelreserven zu bestimmen.

2. Das Handhaben des Nomogramms

a) Die Bestimmung der ventilatorischen Einzelreserven

Bekannt ist der Wert von $^{F}CO_2$-% bei 10 min. Dieser Wert wird auf der entsprechenden Leiter des Nomogramms aufgesucht. Eine Gerade verbindet diesen Wert mit dem Nullpunkt bei „$^{F}CO_2 = 0\%$ $t = 0$“ und wird bis zur Leiter „ventilatorische Einzelreserven Watt“ verlängert. Die ventilatorischen Einzelreserven werden abgelesen.

Beispiele:

$^{F}CO_2$ bei 10 min betrug 5,0%; dann sind ventilatorische Einzelreserven für eine Arbeit von mehr als 17 Watt vorhanden.

$^{F}CO_2$ bei 10 min betrug 6,5%; dann sind ventilatorische Einzelreserven für eine Arbeit von mehr als 10 Watt vorhanden.

$^{F}CO_2$ bei 10 min betrug 8%; die ventilatorischen Einzelreserven sind erschöpft. Diese Gerade ist die Grenzkurve (vgl. Abb. 10). Die untere Leistungsgrenze ist erreicht.

$^{F}CO_2$ bei 10 min betrug 10,2%; die untere Leistungsgrenze ist überschritten. Die $\text{Lunge}_{\text{norm}}$ ist nicht in der Lage, allein einen ausreichenden Gaswechsel zu gewährleisten.

b) Die orientierende Schätzung von $^{F}CO_2(t_n)$

Bekannt ist der Wert von $^{F}CO_2$-% bei 10 min. Dieser Wert wird auf der entsprechenden Leiter des Nomogramms aufgesucht, eine Gerade wird durch ihn um den Nullpunkt gelegt und bis zur Leiter „$^{F}CO_2 \to \infty$“ verlängert. $^{F}CO_2 \to \infty$ wird abgelesen.

Beispiele:

$^{F}CO_2$ bei 10 min beträgt 4%; dann wird die Kurve bei $6 \pm 0{,}3\%$ die Parallele zur Zeitachse erreicht haben.

$^{F}CO_2$ bei 10 min beträgt 8,5%; dann erreicht die Kurve etwa bei $10 \pm 0{,}3\%$ die Parallele zur Zeitachse.

$^{F}CO_2$ bei 10 min beträgt 11,3%; die untere Leistungsgrenze ist weit überschritten. $^{F}CO_2 \to \infty$ liegt außerhalb des Schätzungsbereiches.

3. Die Beurteilung der funktionellen Reserven

Die ventilatorischen Einzelreserven und die Reagibilität der Lungengefäße sind im Begriff der funktionellen Reserven zusammengefaßt. Für ihre Beurteilung lassen sich nur Anhaltspunkte geben. Sind ausreichende ventilatorische Einzelreserven vorhanden, dann ist es bei Lungenoperationen trotzdem nicht ohne

Bedeutung, ob die Gefäßreagibilität mehr oder weniger eingeschränkt ist; vor Eingriffen am Herzen und den großen Gefäßen dagegen weisen Einschränkungen der Gefäßreagibilität darauf hin, daß die Adaptationsfähigkeit des kleinen Kreislaufs an eine veränderte Strömungsdynamik vermindert ist. Ist die untere Grenze der Lungenleistung erreicht, dann zeigt der Umfang der Gefäßreagibilität an, ob über die ventilatorischen Einzelreserven hinaus noch Leistungsreserven vorhanden sind. Fehlen ventilatorische Einzelreserven und Gefäßreagibilität gleichzeitig, dann bedeutet jede Thoraxoperation ein unverhältnismäßig großes Risiko.

Jenseits der unteren Leistungsgrenze kann die Gefäßreagibilität nicht bestimmt werden.

B. Vergleich röntgenologischer, gesamtspirometrischer und bronchospirometrischer Befunde mit denen des einseitigen CO_2-Rückatmungsversuches

Wenn im folgenden die Aussagefähigkeit der verschiedenen Untersuchungsmethoden der Lungenventilation einem kritischen Vergleich unterzogen wird, dann geschieht das, um zu zeigen, wo ihre Grenzen sind.

1. Gesamtspirometrie und einseitiger CO_2-Rückatmungsversuch

Es entspricht einer ausgedehnten klinischen Erfahrung, daß man in vielen Fällen in Kenntnis des speziellen Lungenbefundes durchaus mit einer Überschlagsprüfung der Lungenleistung auskommen kann. Welche Fehlentscheidung möglich ist, wenn man sich auf eine Überschlagsprüfung verläßt, mag der erste Fall zeigen:

Fall 1. L.T., 48 Jahre alt. 12 Jahre vor der Klinikaufnahme Pleuritis links (Abb. 18). Seit 5 Jahren besteht eine tuberkulöse Kaverne im rechten Lungenoberlappen. Trotz intensiver Heilstättenbehandlung bleibt das Sputum Tbc-positiv, die Kaverne zeigt keinerlei Rückbildungstendenz. Das Röntgenbild läßt an der linken Lunge eine Schwarte erkennen. Bei einer Vitalkapazität von 4100, einem Atemgrenzwert von 65,4 l/min und bei einem Atemstoß von 61% in der 1. sec und 83% in der 2. sec würde man keine Grenzsituation vermuten. Die Bronchospirometrie brachte die erste Überraschung: Während die rechte Lungenseite, die operiert werden sollte, 67% der Gesamtleistung erbrachte, waren es auf der linken Seite nur 33%. Beim rechtsseitigen CO_2-Rückatmungsversuch — es wurde also geprüft, ob die Leistung der linken Lunge genügte — zeigte sich, daß die linke Lunge keineswegs in der Lage war, allein für den gesamten Gaswechsel aufzukommen: $^{F}CO_2$ hatte den kritischen Wert bei 10 min mit 9,3% bereits erheblich überschritten. Die CO_2-Spannung im arteriellen Blut betrug jetzt schon 63 mm Hg. Der pH von 7,23 zeigte die respiratorische Acidose an. Die linke Lunge war nicht genügend leistungsfähig.

In Tabelle 4 sind 20 Fälle zusammengestellt, bei denen die Leistungsfähigkeit einer Lungenseite zu prüfen war. In Spalte 4 ist die jeweilige Krankheitsdauer angegeben, um die Wünsche dieser Kranken nach Resozialisation zu veranschaulichen. In Spalte 5 und 6 sind die Befunde für jede Lungenseite benannt. Auch aufgelassene Pneumothoraces und frühere Pleuritiden sind angegeben, wenn das Röntgenbild davon auch nichts mehr erkennen läßt.

In Spalte 7—10 sind die Befunde der Gesamtspirometrie aufgereiht. Es wurden Fälle mit einer erheblich reduzierten Gesamtventilation (Nr. 1—6) und einer recht guten Gesamtventilation (Nr. 7—20) einander gegenübergestellt. Nr. 1 und 2 haben die „Grenzwerte“ unterschritten. Überschaut man die Lungenbefunde und die Gesamtventilationswerte, dann müßte man in jedem einzelnen Fall größte Bedenken haben, die Fälle 1—10 zu operieren. (Nr. 1, 2, 6 und 9 waren anderen Ortes von Operationen ausgeschlossen worden.) Demgegenüber

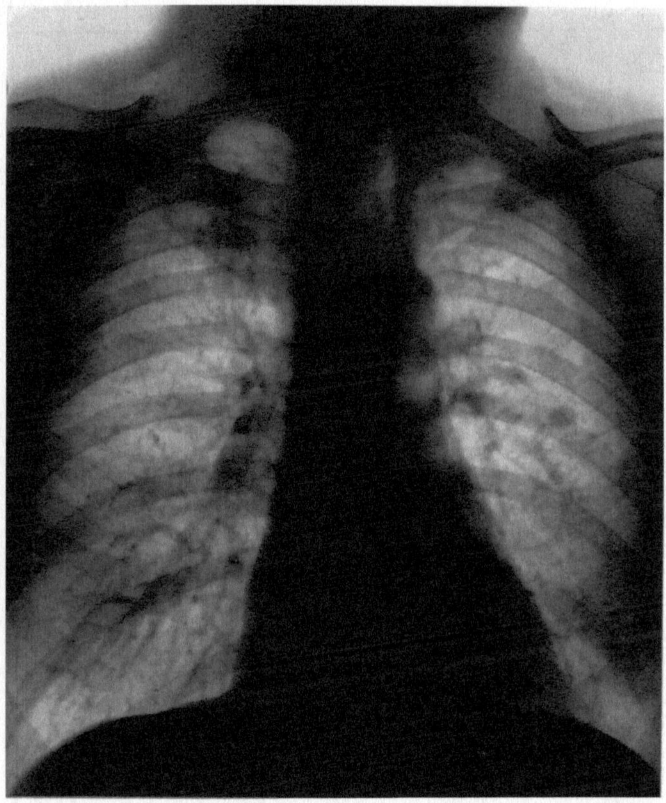

Abb. 18. Zu Fall 1: Kavernöse Tuberkulose des rechten Lungenoberlappens. Zustand nach Pleuritis links. Die Röntgenaufnahme läßt nicht erkennen, daß die Leistung der linken Lunge unzureichend ist

würde man bei Nr. 10—20 kaum Bedenken gehabt haben, den erkrankten Lungenlappen zu resezieren.

In Spalte 17—20 sind die Ergebnisse des einseitigen CO_2-Rückatmungsversuches niedergelegt. Um für jeden der zur Diskussion stehenden Fälle den Verlauf der ${}^{F}CO_2$-Kurve anzugeben, ist in dieser Tabelle der 10 min-Wert angegeben; seine Bedeutung kann auf dem Nomogramm abgelesen werden. Um noch einmal den Zusammenhang zwischen ${}^{F}CO_2$-Kurvenverlauf und Blutreaktionen zu dokumentieren, sind in Spalte 16 und 17 die jeweils zugehörigen pH-Werte und CO_2-Spannungswerte (${}^{Pa}CO_2$) eingetragen.

Vergleicht man nun den Ablauf des einseitigen CO_2-Rückatmungsversuches in den beiden Krankengruppen, dann zeigt sich in der ersten Gruppe (Nr. 1—10), daß der 10 min-${}^{F}CO_2$-Wert während des rechtsseitigen Versuches in keinem Fall den kritischen Wert erreicht oder gar überschreitet; in normalen Bereichen liegen

Tabelle 4. *Vergleich der Befunde der Gesamtventilation, der getrennten*

Nr.	Name	Alter	Krankheitsdauer	Röntgenologischer Lungenbefund		Vitalkapazität		AGW	Sec. Kap.	Bronchospirometrie rel. O_2-Aufnahme (%)	
		Jahre	Jahre	Rechts	Links	cm³	% des Soll	l/min		Rechts	Links
1	2	3	4	5	6	7	8	9	10	11	12
1	I.R.	45	14	Kaverne OL, Schwarte	Zustand nach Pneumothorax	980	28	30,6	45	30	70
2	M.W.	48	10	Kaverne OL, Schwarte	Schwarte, Pneumothorax	980	33	30,6	62	35	65
3	E.H.	50	13	Kaverne OL, Schwarte	Kaverne OL, Zustand nach Pneumothorax	1420	41	43,9	73	70	30
4	S.L.	39	15	Kaverne ML	Schwarte nach Pneumothorax	1600	44	41,8	56	51	49
5	J.S.	49	9	Kaverne M + UL	Zustand nach Pneumothorax	1620	35	36,8	50	25	75
6	S.B.	24	6		Kaverne OL, Zustand nach Pneumothorax	1690	45	25,0	49	76	24
7	A.H.	57	11	Kaverne OL, Schwarte		1830	60	35,9	53	23	77
8	E.Z.	43	3	Kaverne OL	Zustand nach Pneumothorax	1900	64	40,2	51	27	73
9	G.S.	47	8	Kaverne OL	inaktive Herde	1900	52	40,0	51	70	30
10	H.G.	26	8	Kaverne ML, Zustand nach Pneumothorax	Kaverne OL, Zustand nach Pneumothorax	1890	58	82,0	69	37	63
11	O.S.	32	9	Kaverne OL, Schwarte	Sero-pneumothorax	1300	33	48,0	59	67	33
12	L.A.	47	8	Kaverne OL, Schwarte	Kaverne OL	1750	35	62,6	62	63	37
13	E.S.	34	10	Kaverne OL, Schwarte	Kaverne OL, Zustand nach Pneumothorax	1880	50	41,3	65	62	38
14	O.S.	23	11	Kaverne OL	Zustand nach Schußverletzung	2650	60	74,4	73	70	30
15	F.G.	50	1	Carcinom OL	Bronchiektasen UL	2760	63	34,2	71	52	48
16	L.T.	49	5	Kaverne OL, Schwarte	Zustand nach Pneumothorax	3869	72	71,6	46	63	37
17	G.D.	57	21	Absceß UL	Emphysem	3100	80	88,6	43	44	56
18	H.W.	21	angeb.	Cysten OL	Cysten OL	3220	75	91,3	54	54	46
19	K.W.	34		Zustand nach Pleuritis	Metallgeschosse	3890	78	96,0	97	67	33
20	D.S.	23	3	Kaverne OL	massive Herde OL	4080	100	81,1	61	75	25

die Werte des pH und der CO_2-Spannung. Das bedeutet: In jedem dieser Fälle war die geprüfte Lungenseite ausreichend leistungsfähig, um einen genügenden Gaswechsel zu gewährleisten. Diese Fälle sind mit Erfolg operiert worden. Vergleicht man das Ergebnis des einseitigen CO_2-Rückatmungsversuches mit den Ergebnissen der Gesamtventilationsprüfung, dann wird deutlich, um wieviel mehr man durch den einseitigen CO_2-Rückatmungsversuch von der wirklich vorhandenen Lungenleistung erfährt als durch globale Prüfungen oder durch die übliche Bronchospirometrie.

Ventilation und des einseitigen CO_2-Rückatmungsversuches

Geprüfte Lungenseite	Rückatmungsseite	Rückatmungs- F_{CO_2}% $t = 10$ min	pH	$P^a_{CO_2}$ mm Hg	Gefäßreagibilität % * Rechts	Gefäßreagibilität % * Links	Vent. Einzelreserven Watt	Operation
13	14	15	16	17	18	19	20	21
links	rechts	7,3	7,38	39	—	—	> 5	Lobektomie OL
links	rechts	6,5	7,40	41	—	—	> 9	Björkplastik Lobektomie OL
rechts	links	6,2	7,40	39	−9/−12	+13/+15	>13	Lobektomie OL
links	rechts	7,1	7,41	43	−17/+21	+25/−14	> 4	Pneumonektomie
links	rechts	5,2	7,39	42	—	—	>15	Bilobektomie
rechts	links	7,8	7,39	45	−10/+11	+9/−14	> 4	Lobektomie OL
links	rechts	6,4	7,42	39	+8/+15	−14/−10	>10	Segmentresektion
links	rechts	7,8	7,38	38	−9/+5	+12/−14	erschöpft	Lobektomie OL
rechts	links	6,6	7,35	51	−24/+21	+18/−21	> 9	Lobektomie OL
links	rechts	7,5	7,47	55	−9/+7	+9/−10	> 4	Lobektomie ML
links	rechts	12,0	7,18	65	—	—	erschöpft	inoperabel
rechts	links	7,9	7,29	56	—	—	erschöpft	inoperabel
rechts	links	8,0	7,27	58	0/0	+3/+2	erschöpft	inoperabel
rechts	links	9,8	7,31	59	—	—	erschöpft	inoperabel
links	rechts	9,1	7,22	63	—	—	erschöpft	inoperabel
links	rechts	9,6	7,21	57	—	—	erschöpft	inoperabel
links	rechts	7,8	7,30	49	−1/+1	0/0	erschöpft	inoperabel
rechts	links	8,6	7,28	64	−4/+6	+7/−5	erschöpft	inoperabel
links	rechts	7,8	7,34	48				
rechts	links	12,1	7,17	66	—	—	erschöpft	inoperabel
rechts	links	7,7	7,31	54	—	—	>1—3	inoperabel

Diese Tatsache wird noch deutlicher, wenn man das Ergebnis des einseitigen CO_2-Rückatmungsversuches mit den gesamtspirometrischen Befunden bei den Fällen 11—20 vergleicht. Während des Versuches geraten die Fälle 11, 13—16 und 19 eindeutig in eine Acidose; die geprüfte Lunge dieser Kranken war den Anforderungen nicht gewachsen. Bei den Fällen Nr. 12, 13, 18 hat die geprüfte Lunge die Leistungsgrenze erreicht. Für das Urteil der Inoperabilität mußte bei **13, 17, 18** außerdem die geringe Reagibilität der Lungengefäße zusätzlich entscheidend sein. Blickt man jetzt auf die Werte der Vitalkapazität, des Atemgrenzwertes, des Tiffeneau-Testes zurück, dann wird zum anderen Mal deutlich, um wieviel präzisere Aussagen mit dem einseitigen CO_2-Rückatmungsversuch gewonnen werden.

2. Bronchospirometrie und einseitiger CO_2-Rückatmungsversuch

Die bronchospirometrische Untersuchung erlaubt erst eine Beurteilung des Anteiles jeder Lungenseite an der Gesamtventilation. Die folgenden Beispiele

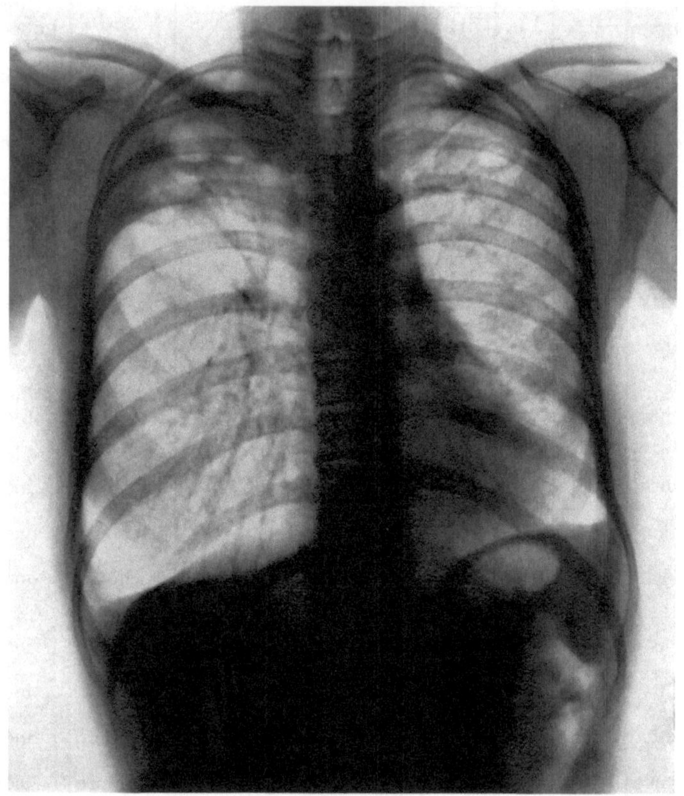

Abb. 19. Zu Fall 2: Doppelseitige kavernöse Lungentuberkulose, Zustand nach Pneumothorax beiderseits

können aber zeigen, wie der einseitige CO_2-Rückatmungsversuch ein darüber hinausgehendes Urteil gestattet.

Fall 2. E. Sch., 33 Jahre alt, seit 10 Jahren an doppelseitiger kavernöser Lungentuberkulose erkrankt (Abb. 19). Seitdem ununterbrochen in Heilstätten lebend. Mit doppelseitigem Pneumothorax, mit Neoteben, Konteben, INH, PAS ausreichend aber ohne Erfolg behandelt. Die Vitalkapazität mit 2100 cm^3, der Atemgrenzwert mit 43,4 l/min, die Sekundenkapazität mit 65% in der 1. sec und 95% in der 3. sec waren Grund genug, ein operatives Vorgehen möglich erscheinen zu lassen. Da die Bronchospirometrie den Anteil der rechten Lunge an der Gesamtleistung mit 40% und den der linken Seite mit 60% angab, schien es ausgeschlossen, daß man den rechten Oberlappen würde entfernen können. Es war bronchoskopisch nachgewiesen, daß Tbc-Bakterien im Sputum aus dem rechten Oberlappen stammten. Der rechtsseitig durchgeführte CO_2-Rückatmungsversuch ergab aber, daß die linke Lunge insuffizient war. Bereits nach 6 min betrug $^{F}CO_2 = 9\%$. Auch die rechte Lunge war nicht leistungsfähig, diesmal betrug $^{F}CO_2$ nach 8 min ebenfalls 9,4%. Diese Kranke mußte von einer Resektionsbehandlung ausgeschlossen bleiben.

In einem funktionell ganz ähnlich gelagerten Fall konnte man nach Kenntnis des CO_2-Rückatmungsversuches die Bedenken gegen eine Operation fallen lassen:

Fall 3. W.M., 33 Jahre alt, seit 3 Jahren an einer doppelseitigen kavernösen Lungentuberkulose erkrankt (Abb. 20). Nach doppelseitigem Pneumothorax und Behandlung mit INH und Streptomycin bildeten sich die Kavernen zurück. Nach Auflassen der Pneumo-

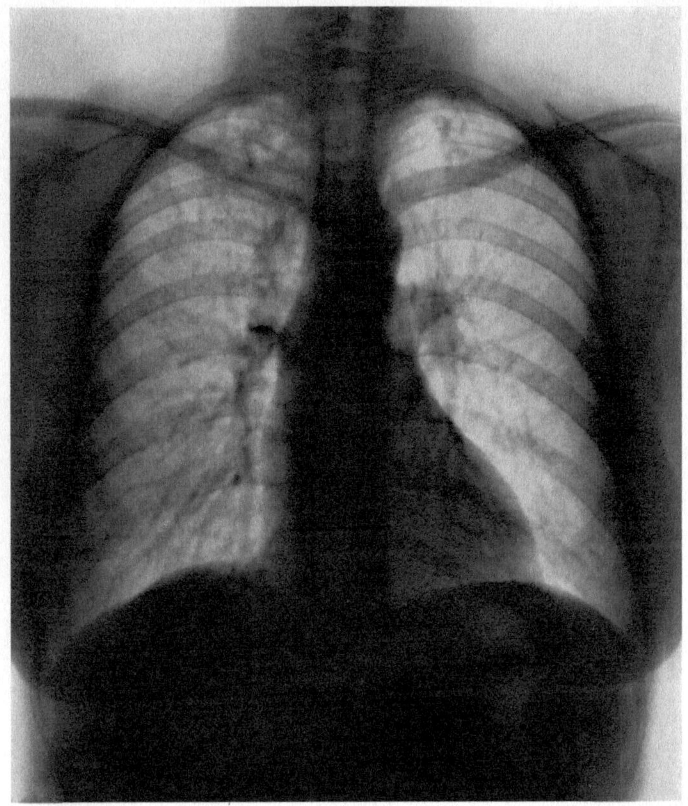

Abb. 20. Zu Fall 3: Doppelseitige kavernöse Lungentuberkulose. Zustand nach doppelseitigem Pneumothorax

thoraces blieb die linke Seite stabil. 6 Monate später war die rechtsseitige Oberlappenkaverne rezidiviert; im Sputum wurden wieder Tbc-Bakterien nachgewiesen. Die Vitalkapazität betrug 2300 cm³, der Atemgrenzwert 40,1 l/min, die Sekundenkapazität 65% in der 1. sec, 86% in der 3. sec. Bronchospirometrisch leistete die rechte Lunge 55%, die linke Lunge 45% der Gesamtventilation. Im rechtsseitig durchgeführten CO_2-Rückatmungsversuch zeigte ein $^{F}CO_2$-Anstieg bei 10 min auf 6,8%. Der rechte Oberlappen wurde reseziert. Die Kranke ist seither ohne Rezidiv; sie ist zu ihrer Familie zurückgekehrt.

3. Die funktionellen Reserven

Erreicht eine Lungenseite die untere Leistungsgrenze, dann kann der Umfang der Gefäßreagibilität den Ausschlag geben, ob eine Operation zumutbar ist.

Fall 4. H.W., 20 Jahre alt. Wegen angeborener, doppelseitiger Cystenlungen in die Klinik eingewiesen (Abb. 21). Wegen pneumonischer Infektionen mehrfach stationär behandelt. Wiederholte Hämoptysen und beginnende Rechtsinsuffizienz machten den Kranken arbeitsunfähig. Die Vitalkapazität mit 3220 cm^3 war gegenüber dem Soll nur um 17% eingeschränkt. Der Atemgrenzwert betrug 91,3 l/min, die Sekundenkapazität ergab 54,4% in der 1. sec, 76% in der 3. sec. Die Gesamtleistung verteilte sich mit 50% gleichmäßig auf beide Lungenseiten. Jedoch im rechtsseitigen CO_2-Rückatmungsversuch zeigte sich, daß die

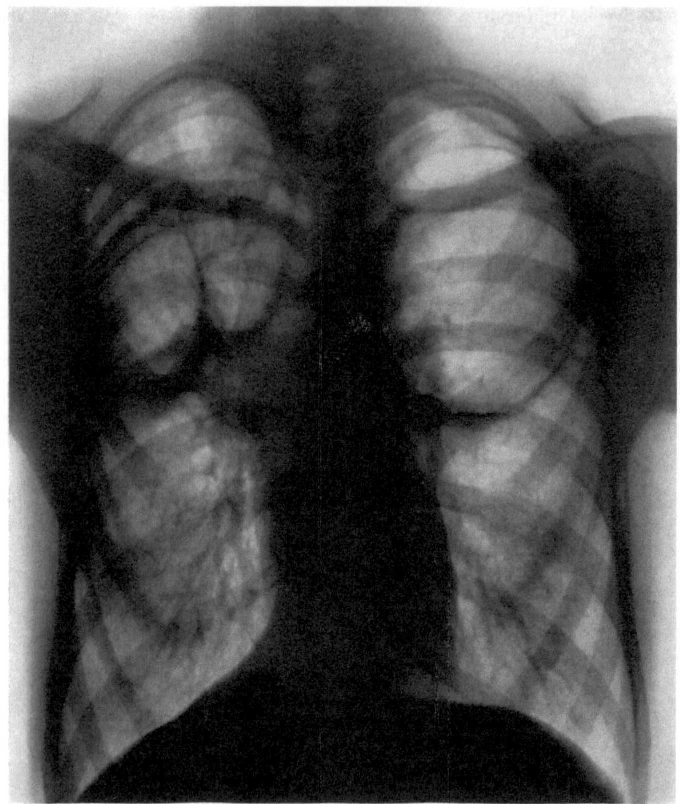

Abb. 21a. Zu Fall 4: Angeborene doppelseitige Cystenlungen

linke Lunge keine ventilatorischen Einzelreserven besaß, $^{F}CO_2$ betrug bei 10 min bereits 8,2%. Auch die rechte Lunge besaß keine Einzelreserven; während des linksseitig durchgeführten Versuches erreichte $^{F}CO_2$ nach 10 min ebenfalls den kritischen Wert bei 8,1%. Die Reaktionsbreite der Lungengefäße reichte rechts nur von -3% bis $+2\%$ und links von -3% bis $+4\%$. Diese Untersuchungsbefunde besagen, daß die beiden Lungenflügel gemeinsam Reserven gerade für die Forderungen des täglichen Lebens reichten. Aber jeder Lungenflügel für sich besaß keine Reserven mehr, er wäre weder den intraoperativen Belastungen und noch weniger zur Überwindung möglicher Komplikationen in der postoperativen Phase fähig gewesen. Diesem Kranken durfte keine Operation zugemutet werden.

Erreicht das Ventilationsvermögen einer Lungenseite die untere Leistungsgrenze und sind die funktionellen Reserven erschöpft, dann will es ganz außerordentlich sorgfältig erwogen sein, ob eine Operation gewagt werden darf. Die untere Leistungsgrenze ist keineswegs eine theoretische Größe, man muß sich im klaren darüber sein, daß jede Funktionseinbuße darüber hinaus letale Folgen haben kann. Das mag der folgende Fall zeigen:

Fall 5. G.H., 25 Jahre alt. Seit 8 Jahren wegen doppelseitiger offener Lungentuberkulose in Heilstätten (Abb. 22). Mit Konteben, Neoteben, PAS, INH, Streptomycin, rechts- und linksseitigem Pneumothorax (mit Kaustik) ohne Erfolg behandelt. Sputum ständig positiv. Vitalkapazität 2000 cm^3, Atemgrenzwert 82,2 l/min, Sekundenkapazität 1. sec = 68,8%, 3. sec = 93,7%. Bronchospirometrie: rechts 37%, links 63%. Rückatmungsversuch

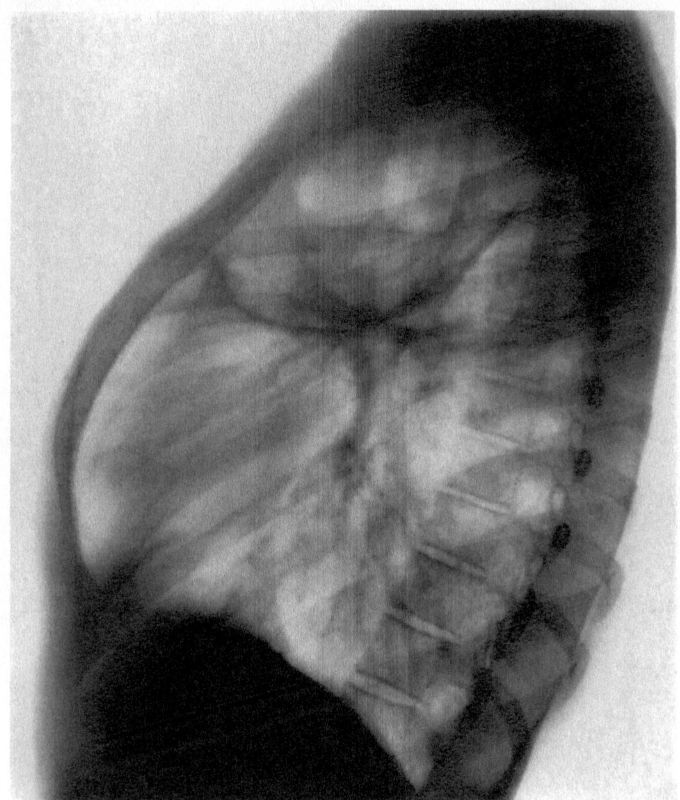

Abb. 21b. Zu Fall 4: Angeborene doppelseitige Cystenlungen

rechts: $^{Pa}CO_2$ bei $t = 10$ min 7,8%. Rückatmungsversuch links: $^{F}CO_2$ bei $t = 10$ min 8,0%. Gefäßreaktion: rechts -5% und -8%; links $+6$% und $+5$%. In Kenntnis des besonderen Risikos, aber im Hinblick auf die lange Leidenszeit, sollte zunächst die rechte Seite operiert werden. Resektion des rechten Mittellappens. Die ersten 2 Tage nach der Operation verliefen glatt. Am 3. postoperativen Tag erste Zeichen einer Pneumonie im Unterlappen der linken, nichtoperierten Seite. Am 4. postoperativen Tag massive Unterlappenpneumonie links. Als Zeichen der stetig zunehmenden Ateminsuffizienz Dyspnoe und schließlich Tachypnoe. 4$^1/_2$ Tage postoperativ Exitus letalis. Während die rechte, operierte Lunge ihre Funktion noch nicht wieder aufgenommen hatte, wurden durch die linksseitige Unterlappenpneumonie die respiratorische Atemfläche und die Ventilation noch weiter eingeschränkt. Daß keinerlei funktionelle Reserven vorhanden waren, hatte der CO_2-Rückatmungsversuch erwiesen. Die Grenze der Lungenleistung wurde mithin postoperativ überschritten. Dyspnoe und schließlich Tachypnoe waren die klinisch eindeutigen Zeichen der tödlichen respiratorischen Acidose.

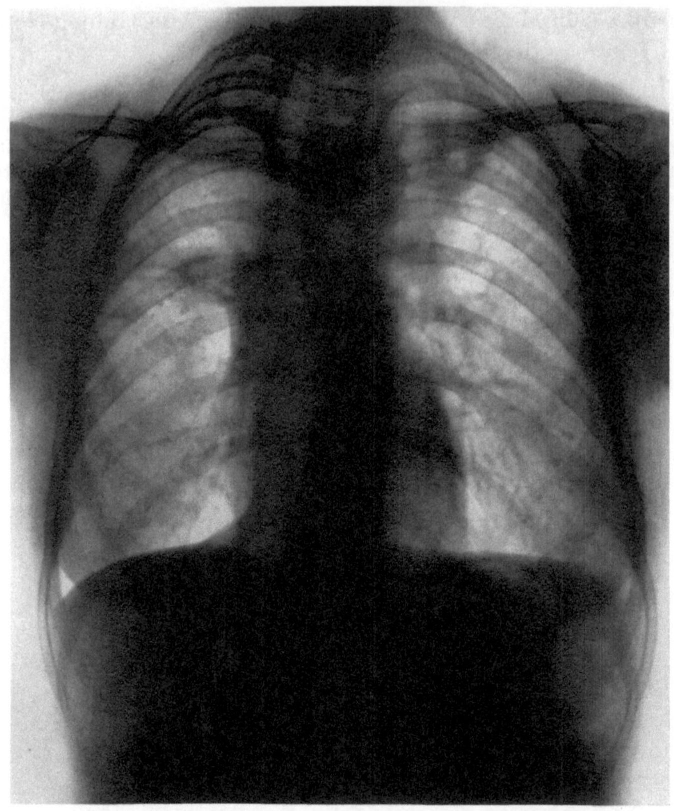

Abb. 22. Zu Fall 5: Doppelseitige Lungentuberkulose. Kaverne im rechten Mittellappen und im linken Oberlappen

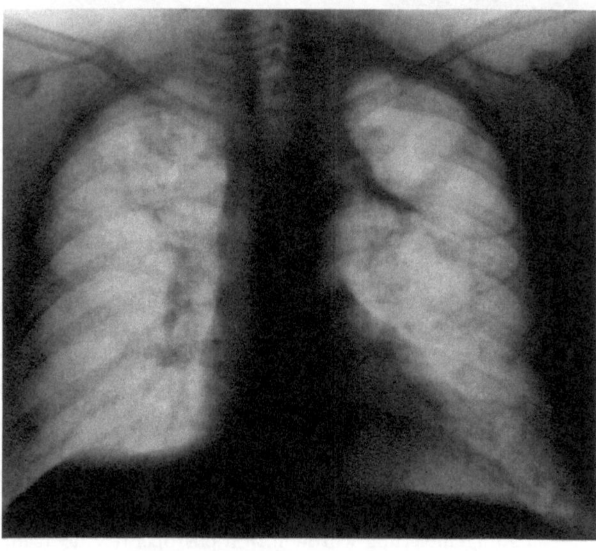

Abb. 23. Zu Fall 6: Doppelseitige Lungentuberkulose, links Pneumolyse und Restkaverne im Oberlappen. Rechts alte Herde im Oberlappen

Die Fälle 4 und 5 stammen aus einer Zeit, als die Klinik die technischen Voraussetzungen für eine künstliche Beatmung (Engström-Respirator) noch nicht besaß. Der folgende Fall möge deshalb veranschaulichen, wie das Ergebnis einer Untersuchung mit dem einseitigen CO_2-Rückatmungsversuch für die postoperative Behandlung wegweisend werden kann.

Fall 6. F. T., 52 Jahre alt. Vor 5 Jahren an einer kavernösen Lungentuberkulose beider Oberlappen erkrankt. Links wurde eine extrapleurale Pneumolyse angelegt. Unter Behandlung mit Neoteben, Konteben, INH und PAS bildete sich der rechtsseitige Prozeß zurück, aber links blieb eine Kaverne unter dem Pneumolysenboden bestehen (Abb. 23). Aus dieser Kaverne wurden weiter Tbc-Bakterien ausgeschieden. Als dem Kranken, einem Apotheker, nun der Entzug seiner Apothekenkonzession drohte, entschloß er sich zur Resektionsbehandlung. Wegen der Befunde der Gesamtspirometrie und der Bronchospirometrie würde man

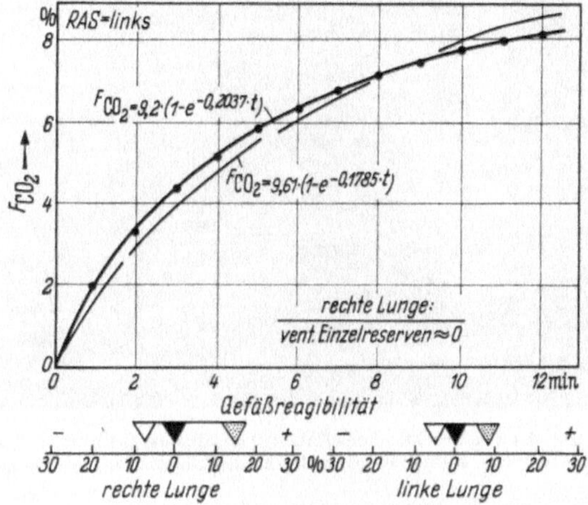

Abb. 24. Zu Fall 6: Oben: Werte der Spirometrie und Bronchospirometrie. Mitte: Ergebnis des einseitigen CO_2-Rückatmungsversuches, Grenzkurve gestrichelt. Unten: Gefäßreagibilität. VK 3487 cm^3; AGW 65,3 l/min; Sekundenkapazität 68 % des VK. Anteil an der Gesamtleistung: rechts 67 % = zu prüfende Seite, links 33 % = zu operierende Seite

kaum Bedenken gegen eine Operation erhoben haben. Aber der einseitige CO_2-Rückatmungsversuch zeigte, daß die rechte Lunge keinerlei funktionelle Reserven besaß (Abb. 24): Die $^FCO_2$-Kurve war praktisch mit der Grenzkurve identisch, wie aus der mathematischen Beschreibung der aktuellen und der Grenzkurve (gestrichelt) zu erkennen ist. Die Prüfung der Gefäßreagibilität machte Veränderungen an den peripheren Lungengefäßen wahrscheinlich (Abb. 24 unten). Das Urteil lautete: Funktionelle Reserven der rechten Lunge erschöpft. Bei der folgenden Operation mit Resektion des linken Oberlappens unter Erhaltung der Pneumolyse ging zunächst alles glatt. Aber am 2. Tag danach kam es zu einer Infiltration im rechten Lungenunterlappen (Abb. 25). Gleichzeitig wurde der Kranke zunehmend dyspnoisch, Lippen und Extremitäten verfärbten sich cyanotisch, das Bewußtsein trübte sich mehr und mehr ein, nach anfänglichem Anstieg des systolischen Blutdruckes sank derselbe ab, die Blutdruckamplitude wurde kleiner, kalter Schweiß stand dem Kranken auf der Stirn. Diese eindeutigen klinischen Zeichen einer zunehmenden respiratorischen Acidose gaben die Indikation zur Tracheotomie und zur künstlichen Beatmung mit dem Engström-Respirator während der folgenden 6 Tage. Erst nachdem sich die rechte Lunge wieder aufgehellt hatte (Abb. 26), wurde der Engström-Respirator abgesetzt und weitere 3 Tage später das Tracheostoma beseitigt. Der weitere Verlauf war glatt, der Kranke hat die Leitung seines Betriebes inzwischen wieder übernommen.

Tabelle 4 enthält weitere Beispiele, bei denen der Umfang der funktionellen Reserven für die Beurteilung der Lungenleistung und damit für die Operations-

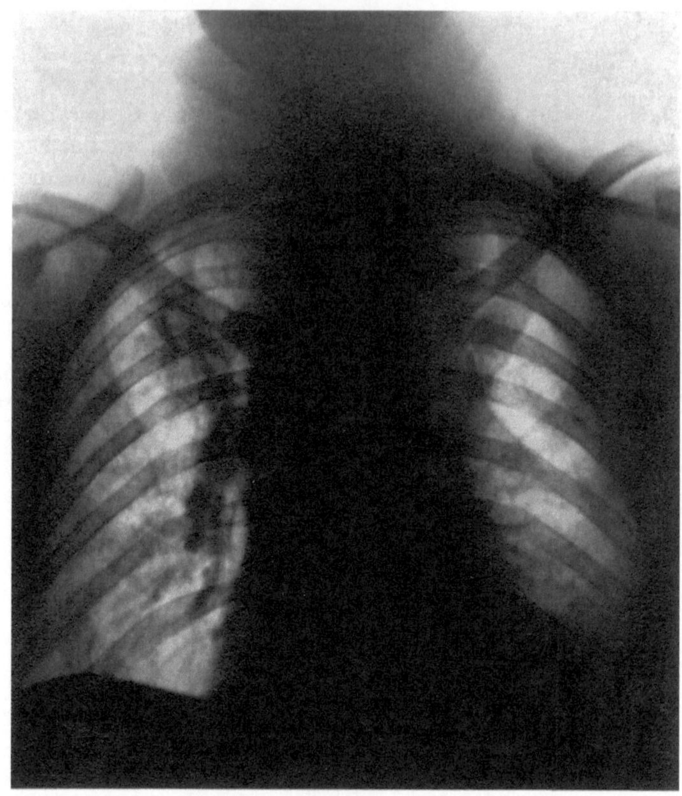

Abb. 25. Zu Fall 6: Zustand nach Resektion des linken Oberlappens, Infiltration des rechten Ober- und Unterlappens, Aufnahme nach Beginn der künstlichen Beatmung

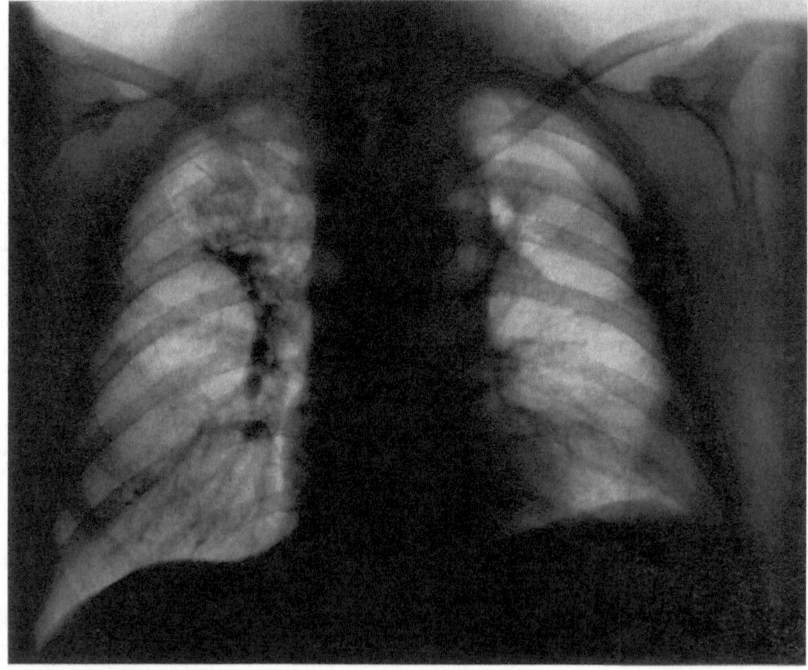

Abb. 26. Zu Fall 6: Zustand nach künstlicher Beatmung während 6 Tagen

indikation entscheidend waren, so bei Nr. 13, 18 und 17, ebenso bei den Fällen der Tabelle 6, Nr. 6—9.

4. Der diagnostische Wert der Gefäßreagibilität

Die Reaktionsfähigkeit der peripheren Lungengefäße wird den funktionellen Reserven des Lungenorganes zugerechnet. Auf den ersten Blick mag es scheinen, als ob eine mehr oder weniger ausgiebige Gefäßreaktion nur dann besonders

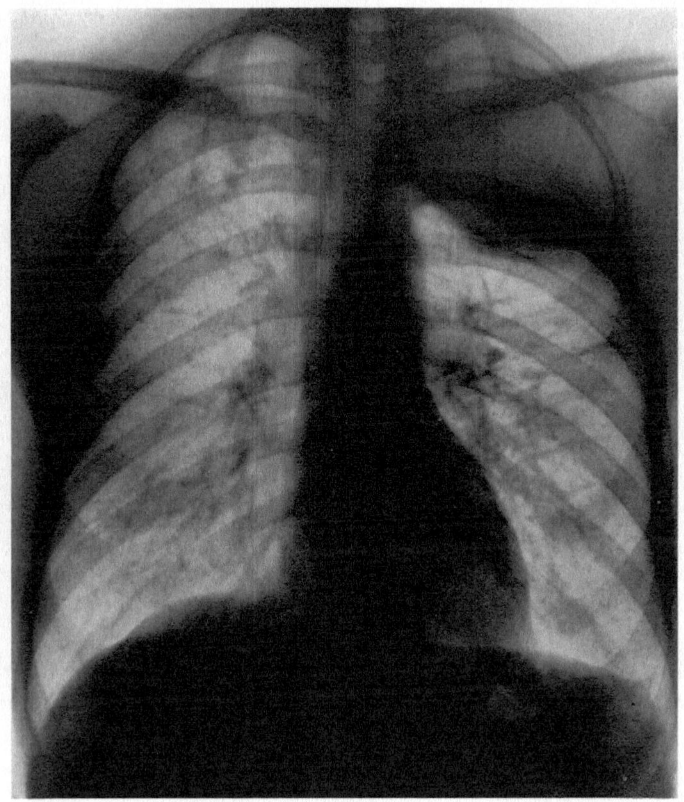

Abb. 27. Zu Fall 7: Doppelseitige Lungentuberkulose. Kaverne im rechten Oberlappen, extrapleurale Pneumolyse links

berücksichtigt werden müßte, wenn die untere Leistungsgrenze erreicht und die Einzelreserven erschöpft sind. Ist man sich aber darüber im klaren, daß einerseits jede Lungenoperation auch eine nicht unerhebliche Belastung des kleinen Kreislaufs und des Herzens mit sich bringt, und daß andererseits ein höheres Operationsrisiko gegeben ist, wenn dem kleinen Kreislauf sein Anpassungsvermögen verlorengegangen ist, dann wird man dem Reaktionsumfang der Lungengefäße berechtigte Aufmerksamkeit zuwenden.

Als Beleg für diese Tatsache seien 2 Beispiele vorgelegt. Beide Fälle sind einander hinsichtlich der Lungenventilation und des Organbefundes so ähnlich, daß sie darum besonders geeignet sind, den diagnostischen Wert der Gefäßreagibilität vor Augen zu führen.

Fall 7. Bei dem 24jährigen Mann, P. H., war wegen einer kavernösen Lungentuberkulose eine Pneumolyse links angelegt worden. Er wurde eingewiesen zur Resektion der Kaverne im rechten Lungenoberlappen (Abb. 27). Seine Vitalkapazität betrug 3580 cm^3, sein Atemgrenzwert 84,8 l/min, die Sekundenkapazität in der 1. sec 62,3%. Die rechte Lunge erbrachte 63%, die linke Lunge 37% der Gesamtleistung. Die Reaktionsfähigkeit seiner Lungengefäße reichte auf der rechten Seite von einer Konstriktion um 10% + bis zu einer Dilatation um 15% +; auf der *linken* Seite konnten sich die Gefäße um 12% + kontrahieren und um 25% + dilatieren. Da die linke Lunge gleichzeitig ausreichende ventilatorische Reserven besaß — 10 Minutenwert von $^{F}CO_2 = 6{,}3\%$ — wurde der Kranke operiert. Der rechte Lungenoberlappen wurde reseziert. Der postoperative Verlauf war völlig glatt.

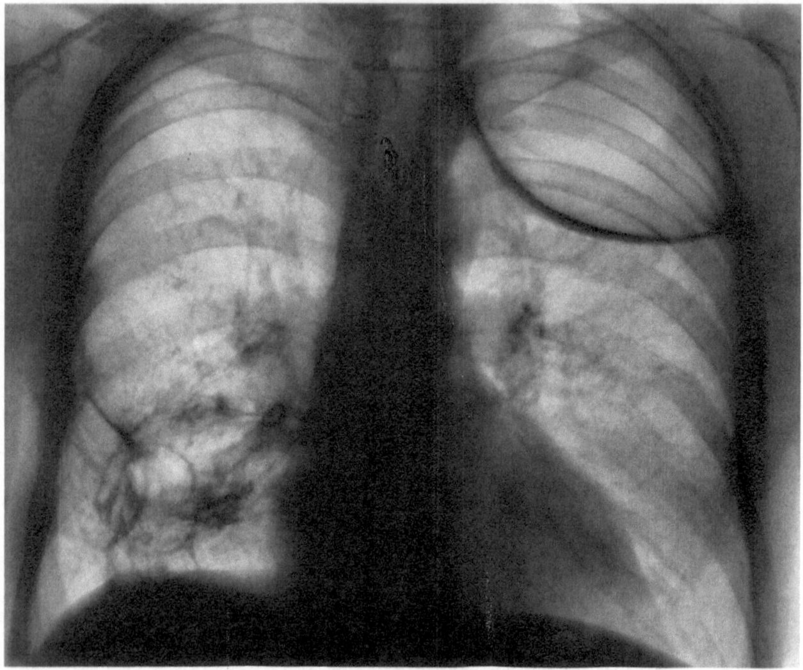

Abb. 28. Zu Fall 8: Doppelseitige Lungentuberkulose. Kaverne im rechten Unterlappen, extrapleurale Pneumolyse links

Fall 8. Bei dem 48jährigen Mann, R.W., war ebenfalls wegen einer doppelseitigen kavernösen Lungentuberkulose eine Pneumolyse links angelegt worden (Abb. 28). Er kam zur Operation wegen einer Kaverne im rechten Unterlappen. Seine Vitalkapazität betrug 4510 cm^3, sein Atemgrenzwert 129,2 l/min, die Sekundenkapazität in der 1. sec 62,1%. Von dieser Gesamtleistung erbrachte die rechte Lunge 51%, die linke Lunge 49%. Die Reaktion der Lungengefäße reichte rechts von einer Kontraktion um 2% + bis zu einer Dilatation um 3% + und *links* ebenso von einer Kontraktion um 2% + bis zu einer Dilatation um 3% +. Die Reaktionsbreite der Gefäße derjenigen Lungenseite, von der die Operation getragen werden sollte, war praktisch aufgehoben. Die linke Lunge besaß durchaus genügende ventilatorische Reserven (10 Minutenwert von $^{F}CO_2 = 7{,}1\%$). Hinsichtlich der Ventilation durften keine Bedenken gegen eine Operation aufkommen, die mindere Gefäßreagibilität wies aber schon auf das erhöhte Operationsrisiko hin. Der rechte Mittel- und Unterlappen wurden reseziert. Postoperativ war der Puls schlecht gefüllt, der Herzrhythmus war regelmäßig, aber auffallend rasch, die Blutdruckamplitude mit 100/70 RR klein. Trotz gezielter Kreislaufbehandlung und Atemsubstitutionstherapie entstand wenige Stunden nach der Operation ein massives Lungenödem, dem der Kranke erlag. Die Sektion zeigte eine frische Thrombose der rechten Oberlappenvene, das Lungenödem links, eine Dilatation des Herzens und *ausgeprägte Sklerosen* an sämtlichen Lungengefäßen mit hyalinen Umwandlungen der Gefäßmuskulatur, Aufquellungen der elastischen Fasern, streckenweise völligen Schwund der elastischen Fasern und starken Einengungen der Gefäßlumina.

Die Werte der Gesamtspirometrie, der Bronchospirometrie und der Umfang der ventilatorischen Einzelreserven gaben keine Veranlassung, gegen eine Operation Bedenken zu erheben. Nur die auffallend geringe Reaktionsfähigkeit der

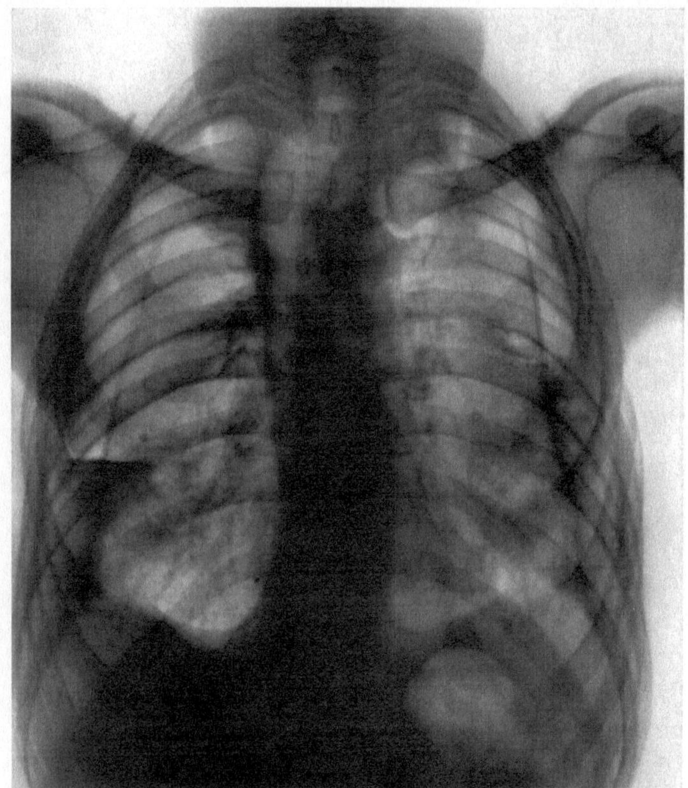

Abb. 29. Zu Fall 9: Doppelseitige Lungentuberkulose mit doppelseitigem Seropneumothorax

Lungengefäße im Fall 8 hätte zur Vorsicht mahnen sollen. Damit war angezeigt, daß im kleinen Kreislauf keine Reserven waren, um den Belastungen einer Strombahneinschränkung zu genügen. Dem Ausfall von 51% des Lungenstrombettes (zusammen mit der Thrombose der rechten Oberlappenvene war der Effekt einer Pneumonektomie eingetreten) war das Herz nicht gewachsen; die Folgen waren das Lungenödem und die akute Herzdilatation. Mit der Prüfung der Gefäßreagibilität ist also ebensoviel gesagt worden, wie durch eine unilaterale Pulmonalisblockade, nur auf viel eingreifenderem Weg, zu erfahren gewesen wäre.

5. Die Änderung der Lungenventilation und der $^{F}CO_2$-Kurve

Die Zunahme des Atemvolumens unter dem Einfluß erhöhter arterieller CO_2-Spannungen ist häufig eindrucksvoll. Man könnte sich verleiten lassen, aus dem Umfang der Ventilationszunahme auf den Umfang der ventilatorischen

Einzelreserven zu schließen. Ein drastisches Beispiel mag darum veranschaulichen, daß nur der Kurvenverlauf von $^{F}CO_2$ ein Urteil erlaubt. Auf die prozentuale Zunahme des Atemvolumens dürfen sich keine Urteile stützen.

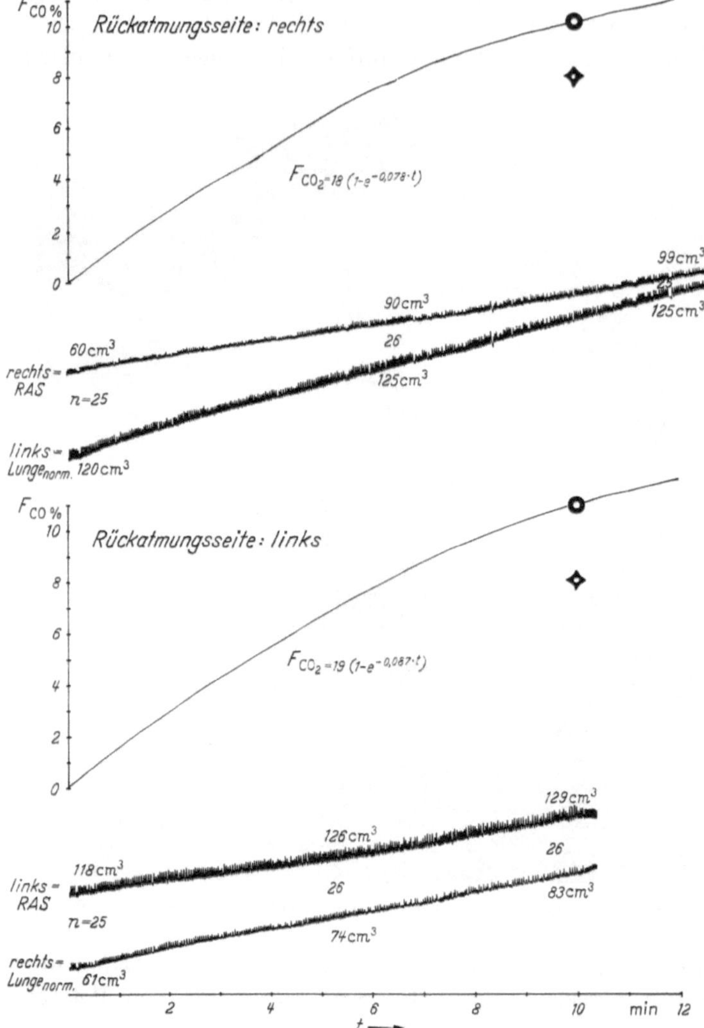

Abb. 30. Zu Fall 9: Infolge der Pleuraschwarten kann das Atemvolumen nicht gesteigert werden. $^{F}CO_2$ gibt Auskunft über die Leistung jeder Seite, die untere Leistungsgrenze (markiert bei $t = 10$ min) ist überschritten

Fall 9. 32 Jahre alt. Seit 9 Jahren an einer doppelseitigen Lungentuberkulose erkrankt. Mit doppelseitigem Seropneumothorax in die Klinik aufgenommen (Abb. 29). In diesem Fall war eine der geforderten Leistung angemessene Steigerung des Atemvolumens wegen der mächtigen Pleuraschwarten und der starr gewordenen Thoraxwände schlechthin unmöglich. In Abb. 30 sind die Atemkurven und die zugehörigen $^{F}CO_2$-Kurven gemeinsam abgebildet. Man sieht, wie das Atemvolumen unverändert bleibt, während $^{F}CO_2$ stetig und unaufhaltsam ansteigt.

Im einseitigen CO_2-Rückatmungsversuch ist es möglich, im Atemzentrum ausgelöste Störungen des Atemrhythmus aufzuklären. WENKEBACH beobachtete einen Kranken mit einer seit Jahren bestehenden schweren Herzdekompensation, bei dem ein Cheyne-Stokesscher Atemtyp bestand; er spricht von einer „cheyne-stokes-Maschine“, weil äußere Reize und psychische Einflüsse den Atemrhythmus nicht durchbrechen konnten; nach einer entsprechenden Herzbehandlung verschwand das Cheyne-Stokessche Atmen vollständig. Dazu eine eigene Beobachtung:

Fall 10. Bei der 36 Jahre alten M.K. bestand seit mehreren Jahren ein kombiniertes Mitralvitium mit einer überwiegenden Insuffizienz. Mehrfach schon war die Kranke

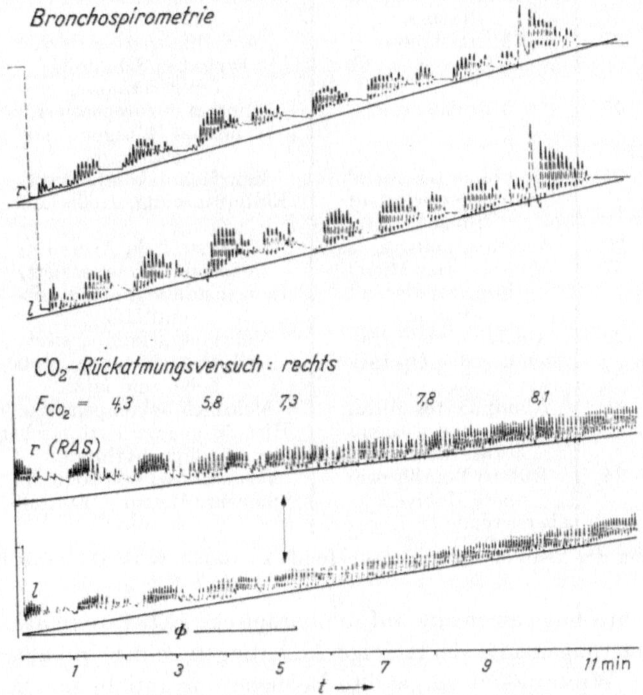

Abb. 31. Zu Fall 10: Kombiniertes Mitralvitium mit überwiegender Insuffizienz. Cheyne-Stokesscher Atemrhythmus infolge einer erhöhten Reizschwelle des Atemzentrums gegenüber CO_2. Nach Erhöhung des arteriellen CO_2-Gehaltes gleichförmig-regelmäßige Atmung ($^FCO_2$ — 7,3%)

dekompensiert gewesen und hatte Hirnblutungen erlitten. Jetzt bestand eine arrhythmische Tachykardie und deutliche Einflußstauungen, eine erheblich vergrößerte Milz und Ödeme.

Die Atmung zeigte einen typischen Cheyne-Stokesschen Rhythmus, der nach körperlicher Bewegung schwand, während sich Lippen und Acren deutlich livide verfärbten. In Ruhe kehrte der Rhythmus sofort zurück.

Unter O_2-Atmung blieb die Cheyne-Stokessche Atmung unverändert bestehen (Abb. 31). Aber während des Rückatmungsversuches schwand der Rhythmus in dem Augenblick, in dem die $^FCO_2$-Kurve 7,3% erreicht hatte. In diesem Zeitpunkt betrug die arterielle CO_2-Spannung 55 mm Hg und das pH 7,34. Solange die CO_2-Werte erhöht waren, blieb die Atmung regelmäßig. Nach Ende des Versuches kehrte der vorherige Atemrhythmus wieder.

Den Untersuchungen von Hess, Winterstein und Bucher folgend, muß man die Beobachtung dahingehend erklären, daß die Reizschwelle des Atemzentrums gegenüber CO_2 heraufgesetzt war. Der jahrelangen Kreislaufinsuffizienz mit einem ständig erhöhten arteriellen CO_2-Spiegel hatte sich das Atemzentrum

Tabelle 5. *Ventilatorische Einzelreserven, Gefäßreagibilität und histologischer*

Nr.	Name	Alter Jahre	Diagnose	Klinische Befunde	Systolischer Pulmonalisdruck mm Hg
1	2	3	4	5	6
1	P.I.	27	Kombiniertes Mitralvitium, vorwiegend Stenose	Mitralfiguriertes Herz, systolisches Stenosegeräusch	50
2	P.K.	27	Mitralstenose	Mitralfiguriertes Herz, typisches Schallbild, Lungenstauung	—
3	E.L.	45	Mitralstenose	Einmal dekompensiert, typisches Röntgen- und Schallbild	—
4	E.S.	34	Kombiniertes Mitralvitium, vorwiegend Stenose	Mehrfach dekompensiert, Einflußstauung, große Leber	100
5	F.S.	30	Aortenisthmusstenose	RR systolisch, Arme 190	—
6	R.R.	57	Kombiniertes Mitralvitium, vorwiegend Stenose	Mehrfach dekompensiert, Lungenstauung, große Leber und Milz	120
7	W.D.	20	Rezidivierte Mitralstenose nach Operation	Mehrfach dekompensiert, absolute Arrhythmie, große Leber und Milz	—
8	M.K.	36	Kombiniertes Mitralvitium, vorwiegend Insuffizienz	Mehrfach dekompensierte Hirnblutung, arrhythmischer Galopprhythmus	110
9	M.H.	25	Ductus Botalli, pers. obere Hohlvene, aberrierende Lungenvene	Akrocyanose, Cor bovinum, Sinusbradykardie, Einflußstauung	160

* Einteilung der histologischen Gefäßbefunde s. Abschnitt IV D 3 (Tabelle 3).

angepaßt nicht ohne seinerseits auf die chronische CO_2-Intoxikation mit organischen Veränderungen und demzufolge Änderungen seiner Impulse zu reagieren. Auch die von WENKEBACH mitgeteilte Beobachtung spricht für diese Erklärung.

C. Diagnostik bei Erkrankungen am Herzen und an den großen Gefäßen

Im Abschnitt IV wurde dargelegt, aus welchen Gründen es wünschenswert ist, vor Operationen im Herzen oder an den großen Gefäßen die Art und den Umfang der Reagibilität der peripheren Lungengefäße zu kennen. Um zu zeigen, in welchem Umfang die Reagibilität der Lungengefäße mit der angegebenen Versuchsanordnung ermittelt werden kann und um noch einmal deutlich zu machen, mit welchem Wahrscheinlichkeitsgrad vom Umfang der Reaktionsbreite auf den anatomischen Zustand der Lungengefäße geschlossen werden darf, sind in Tabelle 5 einige ausgewählte Beobachtungen zusammengestellt. Den kardiologischen und klinischen Befunden (Spalte 4—6) sind die Aussagen des einseitigen CO_2-Rückatmungsversuches (Spalte 7—10) und die gemessenen Reaktionen an den Lungengefäßen (Spalte 11 und 12) zugeordnet.

Bei Nr. 1—5 (Mitralstenosen) waren die Lungen nicht nur ventilatorisch gut leistungsfähig, sondern auch die Gefäßreaktionen entsprachen in Art und Umfang

Gefäßbefund bei Erkrankungen des Herzens und der großen Gefäße

Einseitiger CO_2-Rückatmungsversuch				Gefäßreagibilität		Histologischer Gefäßbefund *
$^{F}CO_2$-% rechts $t = 10$ min	Einzel-reserven Watt	$^{F}CO_2$-% links $t = 10$ min	Einzel-reserven Watt	Rechts	Links	
7	8	9	10	11	12	13
5,5	15	6,0	13	−29/+5	+28/−5	keine
6,3	10	4,5	19	−17/+20	+24/−27	keine
7,2	5	7,1	7	−19/+25	+20/−16	keine
7,1	7	6,8	10	−24/+23	+27/−25	+(?)
6,5	9	6,9	6	−10/+11	+8/−9	+
7,9	erschöpft	7,5	3	−5/+5	+5/−5	+++
7,7	2	7,6	3	−5/−3	+4/+5	unbekannt
8,1	erschöpft	7,9	erschöpft	−3/+2	+2/−3	+++(!)
8,3	erschöpft	8,4	erschöpft	+9/+2(?)	−10/−2(?)	unbekannt

durchaus der Norm. Diese Kranken wurden alle mit gutem Ergebnis operiert. In dem dabei aus der Lingula entnommenen Lungengewebe zeigten die Gefäße von Nr. 1, 2 und 3 keinerlei Veränderungen, bei Nr. 4 und 5 fanden sich ganz vereinzelt an den Arteriolen eine Verminderung der muskulären Elemente und stellenweise Intimasklerosen.

Die Fälle Nr. 6, 7 und 8 hatten die untere Leistungsgrenze der Lungen erreicht, der schwere Krankheitsprozeß war nicht ohne Auswirkungen auf die Lungenstrombahn geblieben, Störungen des Gaswechsels im Bereich der Alveolarmembran waren die Folge. Die eingeschränkte und zum Teil abartige Gefäßreaktion zeigte die anatomische Umwandlung an den Lungengefäßen an. Sie wurde bei den Fällen Nr. 6 und 8 mikroskopisch bestätigt. Fall Nr. 7 und 9 mußten als inoperabel von einer Operation ausgeschlossen bleiben. Fall Nr. 8 wurde im Abschnitt VI/B/5 ausführlich beschrieben. Bei Nr. 6 handelte es sich um einen echten Grenzfall, bei dem man auf Grund der klinisch-kardiologischen Befunde schon an ein erhöhtes Operationsrisiko gedacht hatte. Die geringe Reaktionsbreite der Lungengefäße und die fehlenden ventilatorischen Einzelreserven deuteten an, daß jede zusätzliche Belastung die Kranke gefährden mußte. Die Kranke war den Anforderungen der Operation nicht gewachsen. Die Sektion zeigte eine ausgeprägte und hochgradige Sklerose sämtlicher Lungengefäße.

Tabelle 6. *Vergleich zwischen der Gesamtventilation, der getrennten Ventilation und dem*

Nr.	Name	Alter Jahre	Diagnose	Operation	Gesamtventilation: Vor der Operation VK cm³	AGW l/min	Sec. Kap.	Nach der Operation VK cm³	AGW l/min	Sec. Kap.
1	2	3	4	5	6	7	8	9	10	11
1	F.E.	18	Bronchiektasen li. UL	Lobektomie	3400	80,4	73	3890	87,6	65
2	M.C.	22	Cyste re. ML	Lobektomie	4640	138,5	75	2810	114,0	82
3	E.S.	45	Bronchiektasen li. UL	Lobektomie	2430	61,2	66	1540	40,8	76
4	K.F.	38	Kaverne re. OL	Segment-resektion	2870	59,3	42	2200	40,5	57
5	L.A.	50	Kaverne re. OL Kaverne li. OL	Pneumolyse re.	1750	62,6	62	1650	35,7	67
6	H.M.	50	Kaverne li. OL	Lobektomie	2430	71,0	72	2700	65,1	56
7	E.S.	50	Kaverne re. OL	Lobektomie	3451	82,5	68	2010	45,1	49
8	W.J.	65	Mittellappen-syndrom	Lobektomie	3039	87,0	60	2790	50,6	54
9	H.P.	22	Rippenserien-fraktur li.	Hämatom-ausräumung	—	—	—	4040	133,6	76
10	W.S.	56	Rippenserien-frakturen li.	Bülau-Drainage	—	—	—	2447	56,7	54
11	E.S.	63	Rippenserien-frakturen re.	keine	—	—	—	3960	78,2	83
12	S.St.	45	Kaverne re. OL	Lobektomie	4210	65,0	75	3680	51,2	52
13	M.P.	38	Hiatushernie	Zustand nach Phrenicus-exhairese li.	—	—	—	1870	40,2	70,4

* Zum Vergleich wurden die Werte der unverletzten Lungenseite eingesetzt.

Aus dem Zusammentreffen von pulmonalem Hochdruck und verminderter Gefäßreaktion darf noch nicht der Schluß gezogen werden, daß ein pulmonaler Hochdruck stets von Gefäßveränderungen begleitet ist. Dagegen spricht Fall Nr. 4 mit einem systolischen Pulmonalisdruck von 100 mm und einer völlig normalen Reaktionsbreite der Gefäße. Sicherlich hängt es von der Dauer des pulmonalen Hochdruckes ab, wann an den Lungengefäßen anatomisch erkennbare Umwandlungen auftreten. Mit der Gefäßreagibilität kann man nur feststellen, ob Gefäßveränderungen wahrscheinlich sind. Über deren Ursache ist nichts ausgesagt.

D. Beurteilung der Lungenleistung nach Lungenoperationen und Thoraxverletzungen

Die Thoraxchirurgie ist dringend daran interessiert, nicht nur den Forderungen nach Rehabilitation und Resozialisation zu genügen, sondern auch festzustellen, in welchem Umfang die Operierten den Alltagsforderungen des Lebens wieder genügen können. Die Methoden der Atemphysiologie bieten dafür objektive Maßstäbe. Welche Ergebnisse dabei erzielt wurden ist im Abschnitt I/A geschildert. Hertz hat aber darauf aufmerksam gemacht, daß die Folgen von Operationen an den Lungen höchst unterschiedlich sein können, je nachdem ob die Durchblutung oder ob die Belüftung vom Operationstrauma stärker getroffen wurde. Bei der Beurteilung von Verletzungsfolgen steht man vor der gleichen Frage. Nach Verletzungen ist es zudem schwer, ein objektives Urteil zu finden, *einseitigen CO_2-Rückatmungsversuch vor und nach Thoraxoperationen und -verletzungen*

Getrennte Ventilation				Einseitiger CO_2-Rückatmungsversuch					
Vor der Operation Bronchospirometrie		Nach der Operation Bronchospirometrie		Geprüfte Lungenseite	Rückatmungsseite	Vor Operation		Nach Operation	
Rechts %	Links %	Rechts %	Links %			$^FCO_2$-% $t = 10$ min	Einzelreserven Watt	$^FCO_2$-% $t = 10$ min	Einzelreserven Watt
12	13	14	15	16	17	18	19	20	21
56	44	60	40	links	rechts	4,5	> 20	5,8	> 14
30	70	40	60	rechts	links	5,9	> 13	6,1	> 13
87	13	70	30	links	rechts	6,5	> 10	7,5	> 10
56	44	67	33	rechts	links	7,9	> 1	8,7	erschöpft
46	54	37	63	rechts	links	8,1	keine	10,9	erschöpft
55	45	60	40	links	rechts	7,5	> 5	7,1	> 7
35	65	41	59	rechts	links	7,9	> 1	9,8	erschöpft
36	64	21	79	rechts	links	7,3	> 6	10,5	erschöpft
—	—	45	55	links	rechts	5,1 *	> 17 *	5,4	> 14
—	—	57	43	links	rechts	6,4 *	> 10 *	6,4	> 10
—	—	52	48	rechts	links	5,3 *	> 15 *	8,2	erschöpft
58	42	52	48	rechts	links	5,3	> 16	6,8	> 10
—	—	47	53	links	rechts	6,8 *	> 10 *	6,8	> 10

weil prätraumatische Lungenfunktionswerte fehlen. Auch hier vermag der einseitige CO_2-Rückatmungsversuch diagnostisch weiter vorzudringen, als Gesamtspirometrie und Bronchospirometrie.

In der Tabelle 6 sind prä- und postoperative Befunde zusammengestellt. Alle Nachuntersuchungen wurden zwischen 8 und 12 Monaten nach der Operation durchgeführt (vgl. I/A/1). Im besonderen sollen die Werte der Gesamtventilation (Spalte 6—11), der Bronchospirometrie (Spalte 12—15) und des einseitigen CO_2-Rückatmungsversuches (Spalte 16—21) miteinander verglichen werden. Man erkennt, daß die Ventilationseinbußen unterschiedlich groß sind. Bronchospirometrisch ist schon eher ein Urteil über die Operationsfolgen möglich. Im einseitigen CO_2-Rückatmungsversuch zeigt sich aber, daß bei Nr. 1, 2, 3 und 4 die Resektion eines Lungenlappens praktisch ohne Folgen blieb. Die ventilatorischen Einzelreserven haben sich nicht vermindert. Aber bei Nr. 5, 7 und 8 ist die Leistung der operierten Lungenseite so stark vermindert, daß die untere Leistungsgrenze erreicht und überschritten wird. In jedem einzelnen Fall erlaubt das Ergebnis des Versuches eine weitergehende, detailiertere Aussage als die Bronchospirometrie. Ein Beispiel möge das erhärten:

Fall 11. Bei dem 22jährigen Polizeibeamten C.M. war nach einer Grippepneumonie eine Kavität im Mittellappen entstanden, die während 1 Jahres als tuberkulöse Kaverne aufgefaßt und mit Tuberculostatica und Pneumoperitoneum ohne Erfolg behandelt wurde (Abb. 32). Nach der Resektion des Mittellappens — histologisch handelte es sich um eine unspezifische Cystenbildung infolge einer entzündlichen Stenose des Mittellappenbronchus — war die Vitalkapazität mit 2810 cm^3 auf 61% des Sollwertes vermindert, der Atemgrenzwert mit 114 l/min auf 83% des Sollwertes. Die operierte rechte Lunge erbrachte nur noch 40% dieser reduzierten Gesamtleistungen. Obwohl auch die Röntgenaufnahme nach der Operation (Abb. 33) eine erhebliche Funktionseinbuße der rechten Seite vermuten ließ, konnte dann aber mit Hilfe des einseitigen CO_2-Rückatmungsversuches gezeigt werden, daß die rechte Lunge in Wirklichkeit nicht weniger leistete als die linke Lunge: Nach der Operation betrug *rechts* der $^{F}CO_2$-Wert nach 10 min 6,1%, nach 15 min 7,0%, während *links* der $^{F}CO_2$-Wert nach 10 min 6,0% und nach 15 min 7,1% betrug. Der Polizeibeamte blieb in seinem Beruf, er ist nicht nur voll dienstfähig, sondern nimmt mit Erfolgen an Sportwettkämpfen teil.

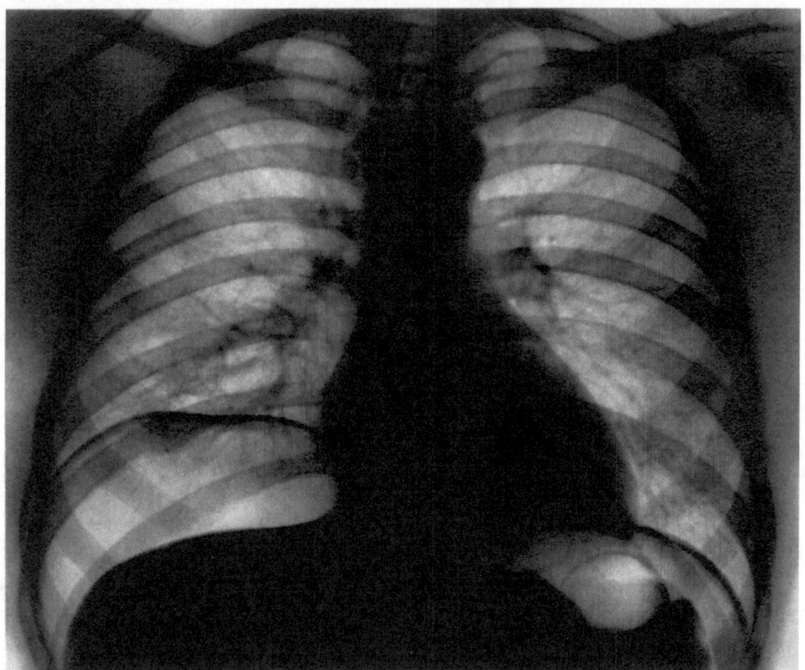

Abb. 32. Zu Fall 11: Unspezifische Cystenbildung im rechten Mittellappen, Pneumoperitoneum

Welche Bedeutung dem einseitigen CO_2-Rückatmungsversuch bei der Begutachtung von Unfallfolgen zukommt, kann nur angedeutet werden. Da man bei der Frage nach den funktionellen Folgen eines Thoraxtraumas keine Werte aus der Zeit vor dem Unfall besitzt, ist man darauf angewiesen, von der prozentualen Minderung der Gesamtventilation gegenüber dem Sollwert auszugehen. Ist die Ventilationseinschränkung der verletzten Lungenseite nicht sehr ausgesprochen, dann findet man bei der Bronchospirometrie meist Abweichungen, bei denen es schwer sein kann zu entscheiden, ob es sich um Abweichungen im Bereich üblicher Variationen oder ob es sich um eine Unfallfolge handelt. Das gilt besonders für ältere Menschen. Führt man jetzt den Rückatmungsversuch für jede Lungenseite durch, dann kann man die Werte der unverletzten Seite gleich den individuellen Normalwerten setzen; größere Abweichungen der verletzten Seite von den Werten der unverletzten Seite dürfen dann als Unfallfolge beurteilt werden. Nr. 9, 10 und 11 sind derartige Fälle. Man erkennt, wie nur im letzten Fall die Funktion der verletzten Seite deutlich vermindert ist.

E. Beurteilung der Lungenleistung vor Operationen außerhalb der Thoraxchirurgie

Nicht nur vor Operationen im Thoraxraum ist es wichtig, den Umfang der funktionellen Reserven der Lungen zu kennen. Ebenso muß die Indikation für

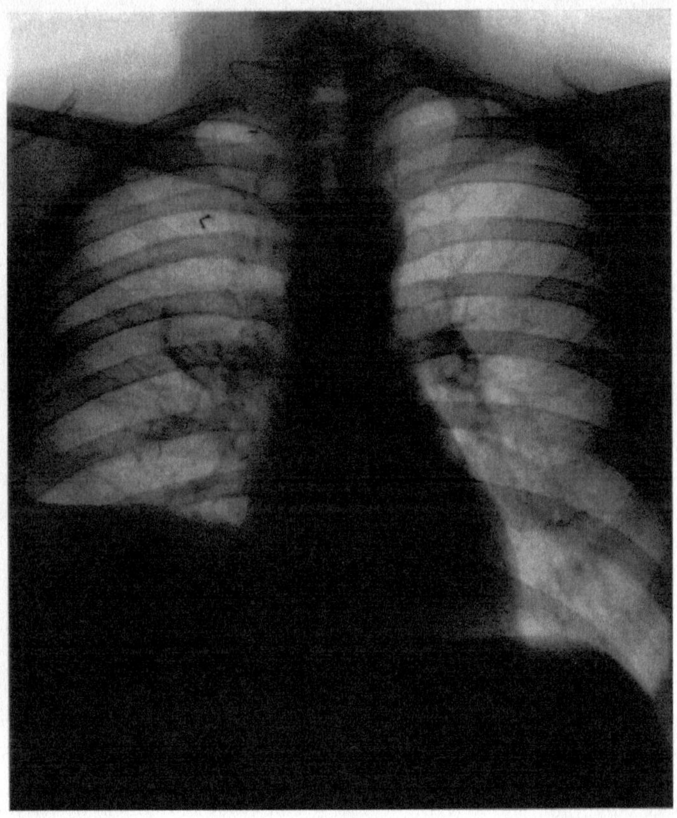

Abb. 33. Zu Fall 11: Zustand nach Resektion des rechten Mittellappens. Uneingeschränkte Leistungsfähigkeit der rechten Lunge

Operationen im Bauchraum immer dann von der Leistungsfähigkeit der Lungen abhängig gemacht werden, wenn die präoperative Lungenleistung eingeschränkt ist. Vossschulte hat an einem umfangreichen Material nachgewiesen, daß bei Operationen im Bauchraum in 13% Lungenkomplikationen die Ursache postoperativer Todesfälle sind. Devens und Schoen haben gezeigt, daß nach Bauchoperationen die Werte der Gesamtspirometrie bis auf die von Rossier, Bühlmann und Wiesinger, Maurath, Kapferer angegebenen Grenzwerte vermindert sein können. Gnüchtel hat im Experiment bewiesen, wie allein durch Zug am Zwerchfell die alveoläre Belüftung in den zwerchfellnahen Lungenabschnitten so sehr vermindert wird, daß sie durch die Rippenatmung nicht ausgeglichen werden kann. So dürfte sich die Tatsache erklären, daß unter den tödlichen Lungenkomplikationen die basalen Pneumonien vorherrschen.

Um zu belegen, welche Bedeutung der Bestimmung der unteren Leistungsgrenze vor abdominalen Operationen zukommt, seien zwei Beispiele vorgelegt. Die primäre Lungenschädigung bestand beide Male in einem hochgradigen Emphysem.

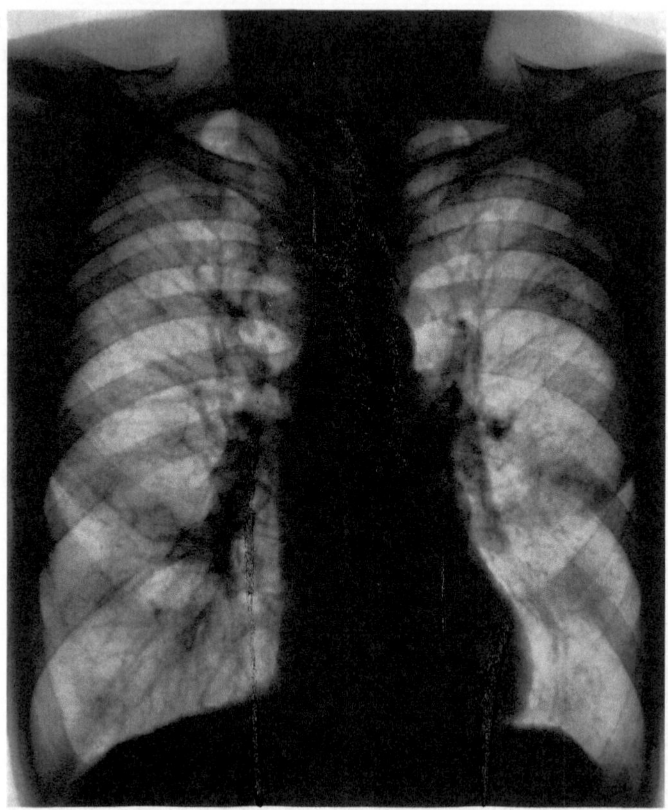

Abb. 34. Zu Fall 12: Lungenemphysem mit Einflußstauung

Fall 12. Der 60jährige Mann, K.L., wurde wegen eines blutenden Ulcus ventriculi aufgenommen. Die Vitalkapazität betrug 2250 cm^3, der Atemgrenzwert 34,8 l/min, die Sekundenkapazität in der 1. sec 36%, in der 3. sec 60%. Das Röntgenbild der Lungen läßt den Emphysemgrad kaum erkennen (Abb. 34). Die Residualluft war mit 65% der Totalkapazität — gegenüber normal 32% (Rossier) — verdoppelt. Bronchospirometrisch leistete die rechte Lunge 50%, die linke Lunge 40%. Bei rechtsseitigem CO_2-Rückatmungsversuch betrug $^{F}CO_2$ nach 10 min 7,8%; bei linksseitigem Versuch betrug $^{F}CO_2$ nach 10 min 7,5%. Die Bestimmung der Gefäßreagibilität zeigte rechts mit -1% und links mit $+2$% $+10$% einen Gefäßschaden an, wie er für ein lange bestehendes und schweres Emphysem pathognomisch ist. Atemphysiologisch begründetes Urteil und Vorhersage mußten deshalb lauten: Die untere Leistungsgrenze ist nahezu erreicht; jede wesentliche Einschränkung der Lungenventilation ist gefährlich. Der Kranke wurde zunächst konservativ behandelt. Dann aber zwang eine neue, profuse Blutung doch zur Magenresektion. Infolge der postoperativ eingeschränkten Zwerchfellbeweglichkeit kam es prompt zu einer CO_2-Retention und zur respiratorischen Acidose mit allen klinischen Zeichen derselben und der Verschiebung des pH auf 7,20. Durch eine Tracheotomie (Verkleinerung des anatomischen Totraumes) konnte ein ökonomischer Atemwirkungsgrad wieder hergestellt und die respiratorische Acidose behoben werden (vgl. dazu Abschnitt II/D/5a).

Fall 13. Der 56jährige Mann, A. P., wurde wegen eines fortgeschrittenen Magencarcinoms aufgenommen. Die Vitalkapazität betrug 2130 cm^3, der Atemgrenzwert 32,2 l/min, die Sekundenkapazität in der 1. sec 33,3%, in der 3. sec 48,0%. Auch hier ist aus dem Röntgenbild der Lungen (Abb. 35) der Emphysemgrad nicht ablesbar. Die Residualluft betrug aber

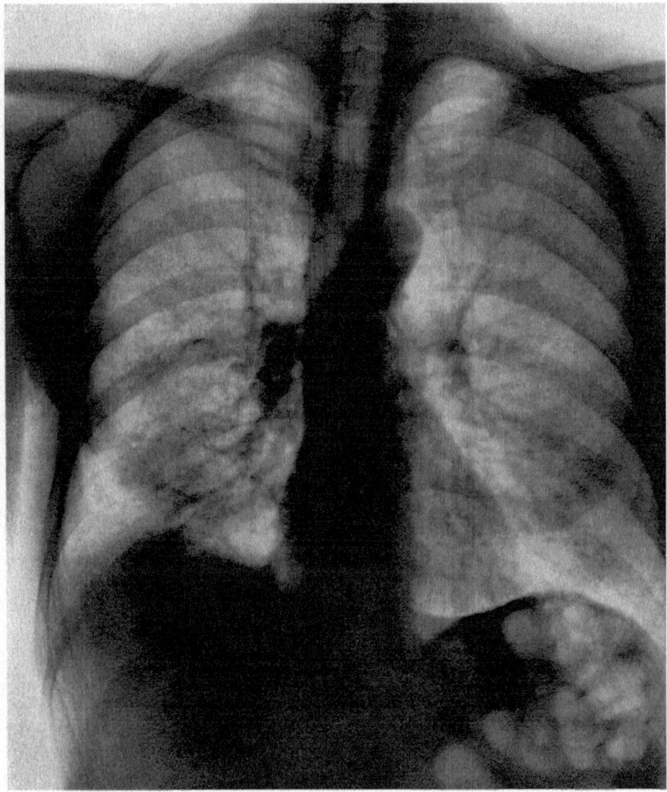

Abb. 35. Zu Fall 13: Schweres Lungenemphysem mit Thoraxstarre kombiniert

68% der Totalkapazität. Der Grad der Lungenschädigung wird erst ganz erkennbar während des CO_2-Rückatmungsversuches: Bei rechtsseitigem Versuch betrug $^{F}CO_2$ nach 10 min 9,9%; der linksseitige Versuch mußte nach 6 min bei $^{F}CO_2$ von 7,8% abgebrochen werden. Die gleichzeitig durchgeführten pH-Messungen ergaben jeweils bei Versuchsende rechts pH = 7,21 und links pH = 7,17. Die Gefäßreagibilität war nicht bestimmbar (vgl. Abschnitt V). Urteil und Vorhersage mußten lauten: Die untere Lungenleistungsgrenze ist überschritten, ventilatorische Reserven sind nicht vorhanden, jede über den gegenwärtigen Umfang der Lungenleistung hinausgehende Beschränkung der Lungenleistung muß den Kranken auf das Höchste gefährden. Der Kranke wurde nicht operiert; er verstarb wenige Wochen später an einer katarrhalischen Infektion der oberen Atemwege.

Diese Beispiele wurden aus drei Gründen vorgelegt. Zunächst sollten sie veranschaulichen, wie die Kenntnis von der Lungenleistungsgrenze auch jenseits thoraxchirurgischer Eingriffe von Wert ist; in einer Zeit, in der die chirurgische Geriatrie an Umfang zunimmt, wird auch die Zahl der Kranken mit Emphysem ständig größer. Daß auch Lungenfunktionseinbußen anderer Genese vor die gleichen Fragen stellen, braucht kaum gesagt zu werden. Zum anderen wurden diese Fälle ausgewählt, um noch einmal an einer Grenzsituation zu zeigen, wie mit Hilfe des einseitigen CO_2-Rückatmungsversuches ein Urteil über die vorhandene Lungenleistung und ihre Reserven gefunden werden kann. Und schließlich sollte die Möglichkeit der begründeten Vorhersage noch einmal hervortreten.

VII. Diskussion

In den vorangehenden Abschnitten wurde der einseitige CO_2-Rückatmungsversuch als eine Methode zur klinischen Bestimmung der unteren Leistungsgrenze der menschlichen Lunge geschildert. Die untere Leistungsgrenze war als dasjenige Ventilationsvermögen einer Lungenseite definiert worden, das in Ruhe erforderlich ist, damit wesentliche Veränderungen des ,,milieu intérieur" verhindert werden. Definition und Methode berücksichtigen die klinische Erfahrung, daß in der postoperativen Phase nur mit der Funktion einer Lungenseite gerechnet werden darf, und sie erfüllen die Forderung nach einem zuverlässigen und jedem Kranken zumutbaren Untersuchungsverfahren. Bei der Besprechung möglicher Einwände gegen den Maßstab für die Beurteilung der Lungenleistung (A), gegen die Methode (B) und gegen die Bestimmung der ventilatorischen Einzelreserven (C) sowie der Reagibilität der peripheren Lungengefäße (D) bilden diese klinischen Erfahrungen und Forderungen den Hintergrund.

A. O_2-Sättigung und CO_2-Spannung (bzw. pH) als Maßstab für die Lungenleistung

Gegen die Verwendung der arteriellen O_2-Sättigung als Maßstab für die Lungenleistung sprach die im Abschnitt I/B/1 geschilderte Verzahnung von Änderungen der Ventilation mit Änderungen der Reaktionen am Hirn, Herzen und Kreislauf bei einer experimentell stufenweise gesteigerten Hypoxie. Demgegenüber sind die von der CO_2-Spannung abhängigen Reaktionen im Blut am pH unmittelbar abzulesen und einfach zu ermitteln. Eine zeitlich begrenzte und mäßige Erhöhung der arteriellen CO_2-Spannung mit einer entsprechenden Verschiebung des pH ist unter experimentellen Bedingungen gefahrlos. Allgemein gilt die CO_2-Spannung als der ,,zuverlässigste Maßstab der adäquaten Lungenbelüftung" (Astrup, Rossier, Bühlmann, Wiesinger, Whittenberger und Sarnoff). Das läßt sich an einem einfachen Beispiel deutlich machen:

Durch den einen Lungenflügel sollen 30% des Lungenminutenvolumens fließen und durch den anderen 70%. Wird nun der eine Lungenflügel vom Gaswechsel ausgeschlossen — etwa durch eine Atelektase, durch die Verlegung des Hauptbronchus oder eine Bronchusblockade —, dann würden 30% eines nicht arterialisierten Blutes in die arterielle Peripherie gelangen. Aus einer arteriellen Sättigung von 95% wird dann eine Untersättigung von 88%. Da die arterio-venöse Differenz der CO_2-Spannung klein ist, bleibt die CO_2-Spannung im Normalbereich (Scherrer und Hodler). Die O_2-Sättigungsdifferenz von 7% gibt also keine Auskunft über die CO_2-Bilanz. Das wird deutlich, wenn aus der O_2-Untersättigung therapeutisch die Konsequenz gezogen werden soll. Mißt man während einer

Operation oder in der postoperativen Phase eine O_2-Untersättigung, dann wird man zunächst an eine ungenügende Ventilation denken. Der vermuteten Hypoventilation wird man durch eine künstliche Hyperventilation zu begegnen suchen. Inzwischen ist die arterielle CO_2-Spannung infolge der Hyperventilation auf 15 mm Hg gesunken. Die Senkung der CO_2-Spannung ist mit einer Alkalose gekoppelt. Es würde dann ein Effekt erzwungen sein, wie er analog bei Höhenversuchen beobachtet wurde (WINTERSTEIN, BECKER u. Mitarb.). Wenn eine vorübergehende Alkalose auch keinen Schaden stiftet (WASSNER, L'ALLEMAND und WAGNER), soll sie auf die Dauer doch um der Hirndurchblutung willen vermieden werden (SCHNEIDER). Die Lungenventilation an Hand der O_2-Sättigung zu beurteilen, muß also zu Fehlschlüssen führen (SCHERRER und HODLER). Diese Tatsachen haben sich bei der Behandlung der postoperativen Ateminsuffizienz bewährt (BJÖRK, BÜHLMANN, ENGSTRÖM, L'ALLEMAND, SCHERRER, WASSNER) und sie gelten bei Operationen mit extrakorporaler Zirkulation (BÜCHERL, BEER u. Mitarb., RITSAMA VAN ECK).

B. Bronchusblockade und Pulmonalisblockade zur Bestimmung der Leistung einer Lungenseite

Um die Leistungsfähigkeit einer Lungenseite zu prüfen, blockierte ARNAUD (1947) einen Hauptbronchus und BROFMAN u. Mitarb. (1947) blockierten mit einem geeigneten Herzkatheter einen Hauptast der Arteria pulmonalis. Mit beiden Methoden soll eine Lungenseite vom Gaswechsel ausgeschlossen werden. VENRATH u. Mitarb. (1952) kombinierten am Tier die unilaterale Pulmonalisblockade mit der Bronchospirometrie.

So brauchbar diese Methoden auf den ersten Blick zu sein scheinen, so gibt es doch eine ganze Reihe von Argumenten gegen ihre Aussagekraft.

1. Mit der einseitigen Bronchusblockade wird der Gaswechsel einer Lungenseite zunächst nicht vollständig aufgehoben. Solange die O_2-Spannung in der ventilatorisch stillgelegten Lunge noch größer ist als diejenige im venösen Mischblut, solange wird noch Sauerstoff in das Blut abgegeben. Wann der Zeitpunkt des Ausgleiches der O_2-Spannungen eintritt, hängt vom Volumen der blockierten Lungenseite ab, dieser Zeitpunkt bleibt unbekannt. Je nach dem Leistungsanteil des blockierten Lungenflügels kann es zu einer Hypoxie kommen. Die negativen Folgen einer Hypoxie auf die Durchblutung des Herzens (MERKER, LOCHNER und BRETTSCHNEIDER, BOGUE, EVANS und GREGORY, LÜBBERS, OPITZ) und auf das Hirn (OPITZ und SCHNEIDER) wurden geschildert. Aber nicht nur der Sauerstoffmangel (HESS, BUCHER), sondern auch über den Nervus phrenicus zum Atemzentrum gelangende, aktivierende Spannungsreflexe (FLEISCH, GOLLWITZER-MEIER) beschleunigen die Atemfrequenz. Dabei kann der über den afferenten Vagus verlaufende Lungenvolumenreflex (BUCHER) die einzelnen Atemphasen noch modifizieren. Wird die Blockade auf der Höhe der Inspiration begonnen, dann wird zwar der Zeitpunkt bis zur eventuellen Hypoxie hinausgeschoben, aber der mit der Bronchusblockade stets vergesellschaftete Anstieg des Pulmonalisdruckes (FREUCKNER und BJÖRKMANN, AUERSWALD und WENZEL) wird noch mehr gesteigert (STERZ, STERZ und STOLZER). Auf der blockierten Lungenseite wird auch die CO_2-Abgabe gesperrt. Abhängig vom Leistungsvermögen

der unbehinderten Lungenseite kann es zu einer CO_2-Retention kommen. Davon abhängige Änderungen des pH potenzieren die Wirkungen der Hypoxie auf das Herz und das Hirn.

Aus dieser Übersicht ergibt sich, daß die Vielzahl der möglichen Effekte einer Bronchusblockade, die entweder schwer zu kontrollieren oder nicht eindeutig zu determinieren sind, ein zuverlässiges Urteil über die Leistungsfähigkeit eines Lungenflügels kaum gestattet. Demgegenüber vermeidet der einseitige CO_2-Rückatmungsversuch gerade die Folgen einer Hypoxie. Volumen- und Spannungsreflexe stören die Untersuchung nicht. Der Grad der Leistungsfähigkeit des geprüften Lungenflügels kann im gleichen Untersuchungsgang ohne zusätzliche Belästigung des Kranken abgelesen werden.

2. Auch durch die unilaterale Pulmonalisblockade wird die Ventilation einer Lungenseite unwirksam gemacht. Die O_2-Aufnahme und CO_2-Ausscheidung eines Lungenflügels sind zusammen mit seiner Durchblutung aufgehoben. Also werden CO_2-Ausscheidungsvermögen und O_2-Aufnahmevermögen des verbliebenen Lungenflügels gemeinsam geprüft. Wäre dieser Lungenflügel funktionsuntüchtig, dann sind CO_2-Retention und O_2-Untersättigung gleichzeitig vorhanden. Hypoxieeffekte sollten aber gerade vermieden werden. Bei der Blockade eines Hauptastes der Arteria pulmonalis entstehen Druckänderungen im kleinen Kreislauf (CARLENS, HANSON und NORDENSTRÖM, DOTTER und LUCAS, BJÖRK); während des Versuches kann der Pulmonalisdruck derart ansteigen, daß eine akute Überlastung des rechten Herzens (Cor pulmonale acutum) zum Abbruch des Versuches zwingt (CHARMS, BROFMAN, EDLER und KOHN). Die unilaterale Pulmonalisblockade ist eher geeignet, spezielle Auskünfte über den kleinen Kreislauf und seine Anpassungsfähigkeit zu geben, als über den Gaswechsel der Lungen (STERTZ, KRALL, RODEWALD und HOFFHEINZ).

Die Pulmonalisblockade ahmt die Situation einer Pneumonektomie nach. Das ist aber nicht die Situation nach einer Segment- oder Lappenresektion mit temporärem Funktionsverlust eines Lungenflügels. Dabei wird nämlich dem arteriellen Blut stetig ein bestimmter Anteil von nicht arterialisiertem und CO_2-angereichertem Blut zugemischt. Dieser Situation entspricht der einseitige CO_2-Rückatmungsversuch eher. Vermag die geprüfte Lungenseite ein CO_2-Mehrangebot abzuatmen und das innere Milieu konstant zu erhalten, dann reicht ihre Leistung auch für eine befriedigende O_2-Aufnahme aus. Der einseitige CO_2-Rückatmungsversuch sagt also mehr aus, als die Pulmonalisblockade.

Gegen die Pulmonalisblockade sprechen weiter der nicht geringe apparative Aufwand, die Unsicherheit der vollständigen Blockade und schließlich der Umstand, daß Untersuchungen mit dem Herzkatheter nicht überall und nicht an jedem Kranken durchgeführt werden können.

C. Bestimmung der ventilatorischen Einzelreserven

Um den Umfang der ventilatorischen Einzelreserven auszumessen, wurde den Probanden eine definierte Arbeit abverlangt.

Mit den Untersuchungen über den Zusammenhang zwischen CO_2-Ausscheidung und aktueller Blutreaktion bei verschiedenen Graden körperlicher Arbeit, wie sie in der Kombination des einseitigen CO_2-Rückatmungsversuches mit der

Ergometrie vorliegen, gerät man abermals vor das Problem der Regulation des Säure-Basen-Gleichgewichtes. Die pH-Verschiebungen zur sauren Seite werden nicht mehr durch CO_2-Retention allein bewirkt, auch das Einströmen fixer Säuren hat daran Anteil.

Über die Veränderungen der aktuellen Blutreaktion während einer dosierten Arbeit liegen Untersuchungen vor (BARR, BOCK, EDWARDS, EPPINGER, GESELL, PARSONS, ROSSIER und SCHNEIDER). Findet die Untersuchung im relativen steady state (ROSSIER) statt — d.h. O_2-Aufnahme und Ventilation bleiben während einer ausreichend langen Versuchszeit konstant —, dann hängt es vom Umfang der aktivierten Muskelgruppen und vom Grad des Trainiertseins des Untersuchten ab, wie groß die Produktion von fixen Säuren, in erster Linie Milchsäure, ist. Die Milchsäure wird von den Bicarbonaten des Blutes abgepuffert, die dadurch für die Pufferung der Kohlensäure verlorengehen. Die aktuelle Reaktion des Blutes wird durch den Grad freier H-Ionen gekennzeichnet die als negativer Logarithmus von $[H^+]$ als pH geschrieben werden (SOERENSEN).

Aus dem Verhältnis der gelösten Kohlensäure zur Konzentration des Bicarbonates (zitiert nach SCHWAB)

$$[H^+] = pK' \cdot a \frac{[H_2CO_3]}{[HCO_3]} \tag{29}$$

ergibt sich, wie aus der Belastung der Bicarbonate mit Milchsäure die Menge der gelösten Kohlensäure zunehmen muß. 10 mg Milchsäure verdrängen etwa 1,5—2,6 Vol.-% Kohlensäure aus ihrer Bicarbonatbindung (BARR, JASINSKI). Ein normales pH kann so lange festgehalten werden, als die arterielle CO_2-Spannung durch eine vermehrte alveoläre Belüftung konstant erhalten wird. Ist doch die arterielle CO_2-Spannung gegeben durch

$$^{Pa}CO_2 = \frac{CO_2\text{-Produktion/min}}{\text{alveoläre Belüftung}} \cdot 863\,. \tag{30}$$

Reicht die alveoläre Belüftung nicht aus, die arterielle CO_2-Spannung konstant zu erhalten, entsteht wieder die Acidose. Daraus folgt, daß auch während der Belastung die Beziehung zwischen $^{F}CO_2$(RAS)-Kurve und aktueller Blutreaktion fortbesteht.

Um die ventilatorischen Einzelreserven auszuschöpfen, genügten Belastungen mit 22 Watt und weniger (10 Watt = 1,02 mkg/sec = 0,0134 PS = 0,0024 Calorien). Diese Belastungen erscheinen gering, wenn man weiß, daß 30—60 Watt im Fahrradergometer als leichte Arbeit gelten (ROSSIER, FLEISCH). Für die Belastungsstufen während der Kombination des einseitigen CO_2-Rückatmungsversuches mit der Ergometrie ist jedoch zu bedenken, daß die Leistungen jeweils von *einer* Lungenseite erbracht werden mußten. Für eine gesunde Lunge wären also 15 bis 30 Watt/sec als leichte Arbeit anzusetzen. Die ermittelten ventilatorischen Einzelreserven von 22 Watt einer leistungsfähigen $\text{Lunge}_{\text{norm}}$ ($^{F}CO_2(t_n)$ etwa 5%) kommen dem Wert sehr nahe. Bei der Bestimmung der Watt-Werte für die ventilatorischen Einzelreserven war außerdem der Besonderheit der Untersuchungssituation Rechnung zu tragen: Einmal wird im Liegen stets weniger Arbeit geleistet als im Sitzen oder Stehen (ROSSIER, FLEISCH, KNIPPING), zum anderen behindert der erhöhte Strömungswiderstand im Carlens-Tubus die Ventilation bei Arbeit sicher nicht unwesentlich. Wenn unterschiedliche Belastungsgrößen für die ventilatorischen Einzelreserven ermittelt wurden, dann sind stets Mindestbelastungen gemeint. Das wurde im Nomogramm für die Ermittlung der ventilatorischen Einzelreserven berücksichtigt.

D. Bestimmungen der Gefäßreagibilität

Die Bestimmung der Reagibilität der peripheren Lungengefäße ging davon aus, daß die O_2-Aufnahme ein indirektes Maß für die „effektive Durchblutung" (HERTZ) einer jeden Lungenseite ist. Während des einseitigen CO_2-Rückatmungsversuches wurden die alveolären CO_2-Spannungen verändert und aus der gleichzeitig bestimmten Änderung der effektiven Durchblutung wurde die Gefäßreagibilität abgelesen. Diese Untersuchungen sind gleichzeitig Modellversuche zur Frage des Zusammenhanges zwischen Lungenventilation und Lungendurchblutung.

Diese Frage wurde vielfach bearbeitet, aber die im Schrifttum niedergelegten Ergebnisse sind nicht einheitlich. Ein Grund dafür ist, daß nicht immer zwischen den Wirkungen einer einseitigen Hypoxie und einer einseitig erhöhten CO_2-Spannung bei Normoxie unterschieden wurde. So handelt es sich bei den Untersuchungen von HESS, LE BLANK, DE WITT, ANDRUS, MOORE, MOORE und COCHRIN, KURUSO, MATSUSHIGE und IBA, BJÖRK und SALÉN um Hypoxieeffekte, hervorgerufen durch Bronchusblockaden und Bronchusunterbindungen; auch bei den Tierversuchen ohne mechanische Atembehinderung von DIRKEN und HEEMSTRA, HEEMSTRA, RAHN und BAHNSON, VENRATH, LECHTENBÖRGER, VALENTIN und BOLT, ATWELL, HICKAM, PRYOR und PAGE und bei den Untersuchungen am Menschen von JAKOBAEUS und BRUCE, HERTZ, ULMER und WENKE handelt es sich um einseitige Hypoxien. Bei diesen Untersuchungen war der einseitige Sauerstoffmangel mit einer Kohlensäurevermehrung vergesellschaftet.

Untersuchungen mit einer Erhöhung der allgemeinen alveolären CO_2-Spannung bei Normoxie und unbehinderter Ventilation durch v. EULER und LILJESTRAND ergaben eine Verminderung der Lungendurchblutung, die als Erfolg einer Vasoconstriction verstanden wurde. Bei einseitigen Untersuchungen am Menschen gelangte HERTZ zu entsprechenden Ergebnissen. ROSSIER, BÜHLMANN und WIESINGER bestätigten den vasoconstrictorischen Effekt erhöhter alveolärer CO_2-Spannungen und bezeichneten ihn als charakteristisch. Aber bei Untersuchungen am Tier konnten DRINKER, CHURCHILL und FERRY, WEARN, ERNSTENCE, BROMER, BAHR, GERMAN und ZSCHIESCHE, STROUD und RAHN keine sicheren Wirkungen feststellen, FÜHNER und STARLING, BINET und BOURLIÈRE, DUKE fanden immerhin einen Druckanstieg in der Pulmonalis.

Der Wirkung einer erhöhten alveolären CO_2-Spannung steht diejenige einer erhöhten alveolären O_2-Spannung gegenüber. Nach den Untersuchungen VON EULERs und LILJESTRANDs darf es als ausreichend gesichert gelten, daß die Lungengefäße auf eine erhöhte alveoläre O_2-Spannung mit einer Dilatation, also einer Durchblutungsvergrößerung, antworten. Ihre Befunde wurden von BÜHLMANN und LÖHR bestätigt. Bei der Therapie des Lungenemphysems und des

Cor pulmonale wird diese Wirkungsweise therapeutisch genutzt, vermag doch eine intermittierende O_2-Beatmung einen Druckabfall in der Pulmonalis bei Vergrößerung des Herzminutenvolumens zu erzeugen (BÜHLMANN, SCHAUB und ROSSIER). Ein derartiger Effekt ist nur als Vasodilatation verständlich.

Angesichts der unterschiedlichen Meinungen über die Möglichkeit und den Umfang ventilationsbedingter Änderungen der Lungendurchblutung müssen drei Fragen geklärt werden: Sind die Lungengefäße zu einer Konstriktion und Dilatation befähigt? Wie kommt es, daß teils sehr ausgeprägte und teils gar keine Durchblutungsänderungen gefunden wurden? Auf welchem Wege werden Reaktionen an den Lungengefäßen ausgelöst?

1. Die peripheren Lungengefäße verfügen über eine ringförmig angeordnete Muskulatur (IV/A). Daß diese Lungengefäße zu nicht unerheblichen Konstriktionen und Dilatationen befähigt sein müßten, hatten MATTHES, HAMILTON, COURNAND u.a. geschlossen. Im Tierversuch haben neuerdings PATEL und BURTON sehr kräftige Konstriktionen der peripheren Lungenarterien nachweisen können. An der menschlichen Lunge konnte v. HAYEK zeigen, daß man an unveränderten Gefäßen der peripher-muskulären Strecke reaktive Weiteänderungen auf $^1/_3$—$^1/_4$ des Normaldurchmessers beobachten kann. Die dafür notwendige Änderung der Gefäßweite ist gar nicht so sehr groß. Für die Strömung durch capillare Gefäße gilt nur näherungsweise (WAGNER) das Hagen-Poiseullesche Gesetz[1]. Dieses besagt, daß das Strömungszeitvolumen einer Flüssigkeit in einem Rohr bei laminarer Strömung von der *vierten* Potenz des Radius abhängig ist. Um eine Durchblutungsänderung zu erreichen, bedarf es demnach nur geringfügiger Weiteänderungen der Gefäße. Dem Umfang der nötigen Weiteänderungen dürften die nachgewiesenen Ringmuskeln der Arteriolen und Vv. pulmonalis gerade genügen. Aus der Hagen-Poiseulleschen Formel folgt auch, daß schon mäßige Vasodilatationen um Bruchteile des Gefäßradius das Strömungszeitvolumen wesentlich ansteigen lassen.

2. Die Frage nach dem unterschiedlichen Umfang der Durchblutungsänderung kann nur beantwortet werden, wenn die Durchblutungsänderung zum anatomischen Zustand der Lungengefäße in Beziehung gesetzt wird. HERTZ hat schon darauf aufmerksam gemacht, daß „bei starrem Gefäßbaum, wie etwa beim Emphysem, reaktive, einseitige Durchblutungsverminderungen nicht oder nur in geringem Umfang zu erwarten sind". BÜHLMANN u. Mitarb. fanden, daß eine therapeutische O_2-Behandlung bei Diffusionsstörungen hinsichtlich des Pulmonalisdruckes ohne Erfolg blieb, wenn „die anatomischen Veränderungen an den Arteriolen und Capillaren (Pulmonalsklerose, multiple Embolien, entzündliche und thrombotische Veränderungen an den kleinsten Gefäßen, Lungenfibrosen, das Lungenparenchym stark reduzierende Prozesse)" zu ausgeprägt waren.

In den vorgelegten Untersuchungen wurde erstmals der anatomische Befund an den Lungengefäßen im Zusammenhang mit der gemessenen Durchblutungsänderung systematisch untersucht (IV/D/3). Durch die Gegenüberstellung von

---

[1] $q = \frac{p \cdot r^4}{l} \cdot K$ (q = Strömungszeitvolumen, p = Druckdifferenz zwischen den Rohrenden, r = Radius, l = Länge des Rohres, K = physikalische Eigenschaften des strömenden Mediums).

anatomischem Befund und Umfang der Durchblutungsänderung konnte in hohem Grade wahrscheinlich gemacht werden, daß gesunde Lungengefäße ausgiebige Kontraktionen und Dilatationen vollbringen und daß der Umfang der effektiven Lungendurchblutung um so weniger geändert wird, je ausgeprägtere anatomische Umwandlungen in den Gefäßwänden gefunden werden.

3. Die Frage nach dem Weg, auf dem die Muskelfasern der Lungengefäße zu Reaktionen induziert werden, ist am wenigsten geklärt. Während MEVES, FLEISCH, MERKER vermuten, daß die vasoconstrictorische CO_2-Wirkung der vasodilatorischen O_2-Wirkung geradewegs entgegengesetzt sei und daß es somit eine Frage der CO_2-Konzentration im Lungenblut ist, wann es zu Gefäßkontraktionen kommt, wird von BRECHT, BRECHT und FROESSLE die Auffassung vertreten, daß die CO_2-Wirkung über den Vagus zustande kommt. DALEY u. Mitarb. meinen, daß die vasoconstrictorischen Effekte über den Sympathicus geleitet werden. Da die Gefäßmuskulatur der Lungen reichlich mit nervösen Elementen versorgt ist (GROSSE-BROCKHOFF und SCHOEDEL), möchte man für die Durchblutungsregelung am ehesten vasomotorische Vorgänge vermuten, wenn auch der Erfolg der experimentellen Reizung von vasoconstrictorischen Nerven der Lunge im Vergleich mit anderen Gefäßprovinzen wenig ausgiebig ist (FOLKOW).

Zur Klärung dieser Frage ausgeführte einseitige CO_2-Rückatmungsversuche am Tier mit einer denervierten Lunge, sowie nach Vagotomie und Sympathektomie zeigten keine eindeutigen Ergebnisse. Da bronchospirometrische Untersuchungen am Tier nur in tiefer Barbituratnarkose möglich sind, konnten versuchsbedingte Effekte nicht von den Barbiturateffekten (THAUER) eindeutig getrennt werden. Deshalb wurde auf die Wiedergabe unserer experimentellen Befunde am narkotisierten Tier verzichtet. Die hier vorliegenden Untersuchungen liefern zu dem Problem nur insofern einen Beitrag, als sie die Auffassung REINs bestätigen, der meint, daß eine Schädigung des reaktionsfähigen Anteiles der Gefäße nicht nur den Angriffsmöglichkeiten für eine natürliche Vasoconstriction und Vasodilatation Grenzen setzt, sondern auch „die Reaktionsfähigkeit der vasomotorischen Nerven unmittelbar verändert".

Offen ist schließlich die Frage nach dem Pulmonalisdruck während des Versuches. Während einer O_2-Mangelatmung steigt er regelmäßig an. Ebenso nach inspiratorischer Bronchusblockade (WAGNER) und nach unilateraler Pulmonalisblockade, wenn bereits Veränderungen an den Lungengefäßen bestehen (VUYLSTEEK u. Mitarb.). Während mehrerer einseitiger CO_2-Rückatmungsversuche wurde der Pulmonalisdruck mit dem Herzkatheter kontrolliert. In einem Fall, bei dem bereits eine pulmonale Hypertonie mit 70 mm bestand, wurde ein Druckanstieg beobachtet, als die untere Leistungsgrenze bereits überschritten war. Bei allen anderen Untersuchungen konnten signifikante Druckunterschiede zwischen der Bronchospirometrie und dem einseitigen CO_2-Rückatmungsversuch nicht beobachtet werden, solange die untere Leistungsgrenze nicht wesentlich überschritten wurde. Wenn man bedenkt, daß in Ruhe eine pulmonale Hypertonie erst entsteht, wenn bereits $^2/_3$ des pulmonalen Strombettes „funktionell" ausgefallen sind (BÜHLMANN), dann waren Anstiege des pulmonalen Druckes beim einseitigen CO_2-Rückatmungsversuch auch nicht zu erwarten. Denn selbst bei ausgiebigen Änderungen der Lungendurchblutung wird der Umfang von $^2/_3$ der Lungenstrombahn nicht erreicht.

Zusammenfassung

1. Im Verein mit der Anaesthesiologie hat die Thoraxchirurgie eine außerordentliche Entwicklung erlebt. Im gleichen Umfang sind die Ansprüche an die Thoraxchirurgie gewachsen. War es vor wenigen Jahren noch ein Problem, wie die Organe im Thoraxinneren erreicht werden könnten, dann stellt sich jetzt die Frage, wie weit diese Organe den Belastungen einer Operation und ihren Folgen gewachsen sind. Im besonderen wird die Frage nach der Leistungsfähigkeit und nach der Leistungsgrenze der Lunge erneut vorgelegt.

Als Maßstab für die Beurteilung der Lungenleistung wird das CO_2-Ausscheidungsvermögen gewählt. Sowohl aus klinischen als auch aus experimentellen Gründen muß das Ventilationsvermögen der Lunge ausreichen, um soviel CO_2 abzuatmen, daß eine wesentliche CO_2-Retention mit ihren Folgen für das Säure-Basen-Gleichgewicht vermieden wird. Als Grenze, die bei Minderungen der Lungenleistung nicht überschritten werden soll, wird die dekompensierte respiratorische Acidose festgelegt. Solange diese Grenze nicht überschritten wird, ist auch die Sauerstoffversorgung gesichert.

Untersuchungen, die sich nur auf die Prüfung der Lungenventilation stützen, erlauben kein hinreichend zuverlässiges Urteil. Der ventilatorische Erfolg muß am Erfolgsorgan, dem arteriellen Blut, abgelesen werden. Die Erfahrung lehrt, daß nach thoraxchirurgischen Eingriffen mit einem temporären Funktionsverlust der operierten Lungenseite gerechnet werden muß. Dann ist der Operierte auf die Leistung der nichtoperierten Lungenseite angewiesen.

Diese Voraussetzungen führen zur Definition der unteren Leistungsgrenze der Lunge. *Die untere Leistungsgrenze ist erreicht, wenn das Ventilationsvermögen einer Lungenseite in Ruhe ausreicht soviel CO_2 abzuatmen, daß eine kritische CO_2-Retention vermieden wird und das innere Milieu erhalten bleibt.* Entsteht eine kritische CO_2-Retention, erkennbar an der dekompensierten respiratorischen Acidose, dann ist die untere Leistungsgrenze überschritten.

2. *Die untere Leistungsgrenze wird mit dem einseitigen CO_2-Rückatmungsversuch bestimmt.* Die Versuchsanordnung und der Versuchsgang werden geschildert. Indem während der Bronchospirometrie die CO_2-Absorption auf einer Seite aufgehoben ist, wird ein Rechts-Links-Shunt für CO_2 erzeugt. Die andere Lungenseite ist nun genötigt, allein für die CO_2-Abatmung aufzukommen. Beide Lungenseiten atmen Sauerstoff, Hypoxieeffekte sind ausgeschlossen.

Unter der Voraussetzung standardisierter Versuchsbedingungen ist es möglich, von der CO_2-Konzentration im System der Rückatmungsseite auf Veränderungen im Säure-Basen-Gleichgewicht zu schließen. Die CO_2-Konzentration auf der Rückatmungsseite ist direkt durch die CO_2-Konzentration des Blutes und exponentiell von den Membraneigenschaften, dem Gesamtvolumen der rückatmenden Lungenseite und den Permeabilitätseigenschaften der Alveolarmembran bestimmt. Diese Beziehungen werden durch die Gleichung

$$K_{(\mathrm{RAS})}(t) = K_{(\mathrm{Blut})}(t_n) \cdot \left(1 - e^{-\frac{M \cdot U}{V_{\mathrm{RAS}}} \cdot t}\right) \tag{16}$$

beschrieben.

Die CO_2-Konzentration im System der Rückatmungsseite wird fortlaufend mit einem Diaferometer als prozentualer CO_2-Anteil im Gasgemisch gemessen.

So entsteht eine Kurve des CO_2-Anstieges ($^FCO_2$). Die Kurve wird durch die Gleichung

$$^FCO_2(t) = {}^FCO_2(t_n) \cdot (1 - e^{-b \cdot t}) \tag{17}$$

beschrieben. Solange die CO_2-Konzentration im Lungencapillarblut konstant bleibt, gilt diese Gleichung streng. Bei anfänglichem, zeitlich begrenztem Anstieg der CO_2-Konzentration im Blut gilt sie als Näherung. Sie verliert ihre Gültigkeit, wenn die CO_2-Spannung im Lungencapillarblut und im arteriellen Blut unaufhaltsam ansteigt.

3. Der Vergleich der gleichzeitig bestimmten $^FCO_2$-Werte, der arteriellen CO_2-Spannung und des pH zeigt, wie zwischen diesen Werten eine direkte Abhängigkeit in der Zeit besteht. Aus dem Verlauf der $^FCO_2$-Kurve kann die arterielle Blutreaktion abgelesen werden. *Die untere Leistungsgrenze der Lunge wird durch eine $^FCO_2$-Kurve beschrieben, die gegeben ist mit*

$$^FCO_2 \approx 9{,}6 \cdot (1 - e^{-0{,}1785 \cdot t}).$$

Liegen $^FCO_2$-Werte oberhalb dieser Kurve, dann ist die Grenze der dekompensierten respiratorischen Acidose überschritten.

4. Die Prüfung der CO_2-Ausscheidung auf der normal atmenden Lungenseite läßt nicht erkennen, ob ihr Ventilationsvermögen ausreicht, eine kritische CO_2-Retention zu verhindern. Auf die CO_2-Ausscheidung dieser Lungenseite läßt sich kein Urteil stützen.

5. *Als ventilatorische Einzelreserven wird der Leistungsumfang bezeichnet, um den der ventilatorische Erfolg einer Lungenseite gesteigert werden kann.* Der Umfang der ventilatorischen Einzelreserven wird bestimmt durch eine in Watt gemessene Arbeit, die notwendig ist, damit soviel CO_2 zum Abatmen angeboten wird, daß die untere Leistungsgrenze erreicht wird. Versuchsanordnung und Versuchsgang zur Bestimmung der ventilatorischen Einzelreserven werden geschildert. *Unter den gegebenen Versuchsbedingungen ist ein gesunder Lungenflügel zu einer Leistung von mehr als 22 Watt befähigt.*

In der Praxis ergibt sich der Umfang der ventilatorischen Einzelreserven aus dem Abstand der in Ruhe gemessenen $^FCO_2$-Kurve bis zur Grenzkurve. Je näher die Ruhekurve der Grenzkurve liegt, um so kleiner ist die noch mögliche Leistung und um so geringer sind die ventilatorischen Einzelreserven.

Die experimentelle Bestimmung der ventilatorischen Einzelreserven bildete die Voraussetzung für ein Nomogramm, mit dessen Hilfe die ventilatorischen Einzelreserven in der Klinik bestimmt werden können.

6. Die Gleichung (17) beschreibt den Verlauf einer $^FCO_2$-Kurve. Ob eine Lungenseite die untere Leistungsgrenze überschreitet, erreicht oder ob sie noch ventilatorische Einzelreserven besitzt, ist aus dem $^FCO_2$-Wert zur Zeit $t \to \infty$ zu ersehen. Die Gleichung ist die Voraussetzung für ein Nomogramm, mit dem die ventilatorischen Einzelreserven und die $^FCO_2$-Werte zur Zeit $t \to \infty$ schon aus dem ersten Kurvenabschnitt ermittelt werden können. Damit hat die Klinik die Möglichkeit, die Versuchsdauer im Einzelfall wesentlich abzukürzen.

7. Die kleineren Pulmonalarterien und die Vv. pulmonales besitzen eine ringförmig angeordnete Muskulatur, mit der sie ihre lichte Weite und folglich die Lungendurchströmung zu variieren vermögen. Eine gegenüber der Norm erhöhte

alveoläre CO_2-Spannung wird mit einer Vasoconstriction beantwortet, eine erhöhte O_2-Spannung mit einer Vasodilatation. Die ventilationsabhängige Änderung der Lungendurchblutung wird als alveolo-vasculärer Reflex bezeichnet.

Während des einseitigen CO_2-Rückatmungsversuches läßt sich dieser Reflex auslösen und die relative Änderung der effektiven Lungendurchblutung bestimmen.

Die zum Teil einander widersprechenden Angaben in der Literatur über die Regelmäßigkeit und den Umfang des alveolo-vasculären Reflexes ließen sich aufklären, indem der feinanatomische Zustand der peripheren Lungengefäße berücksichtigt wurde. Sklerotisch umgewandelte Gefäße, die ihre Muskulatur verloren haben, zeigen keine Reaktionen, während gesunde Gefäße ausgiebige Konstriktionen und Dilatationen erkennen lassen.

Statistisch ließ sich eine ventilationsabhängige Änderung der effektiven Lungendurchblutung bei Lungengesunden um $\pm 20\%$* sichern. In dem Maße, in dem Veränderungen an den Lungengefäßen gefunden werden, ist die Durchblutungsänderung vermindert oder ihre Richtung abgeändert. Bei ausgesprochener Arteriosklerose fehlte die reaktive Durchblutungsänderung gänzlich.

8. *Reaktionsumfang und Reaktionsweise der peripheren Lungengefäße wurde als Gefäßreagibilität bezeichnet und mit den ventilatorischen Einzelreserven unter dem Begriff der funktionellen Lungenreserven zusammengefaßt.* Läßt sich an den ventilatorischen Einzelreserven erkennen, welche Leistungen einer Lunge noch abverlangt werden können, dann gibt die Gefäßreagibilität darüber Auskunft, in welchem Umfang sich die Lungengefäße einer veränderten Strömungsdynamik anzupassen vermögen. An den funktionellen Reserven der Lunge hat die Klinik unmittelbares Interesse. Gelingt es doch damit ein Operationsrisiko besser abzuschätzen.

9. An 53 ausgewählten Fällen wird gezeigt, wie der jeweilige Leistungsgrad der Lunge mit dem einseitigen CO_2-Rückatmungsversuch zuverlässig bestimmt werden kann. An klinischen Grenzfällen, bei denen es schwer ist Art und Umfang eines geplanten Eingriffes und zumutbares Risiko aufeinander abzustimmen, wird deutlich, wie der Versuch klinischen, röntgenologischen, gesamtspirometrischen und bronchospirometrischen Untersuchungen überlegen ist.

10. Der Versuch erfüllt die klinische Forderung nach einer präoperativen Vorhersage über den postoperativen Leistungsumfang der Lunge. Unter standardisierten Versuchsbedingungen sind Versuchsablauf und Versuchsergebnisse regelmäßig reproduzierbar.

11. In der Diskussion wird der einseitige CO_2-Rückatmungsversuch gegen die Methoden der einseitigen Bronchusblockade und der unilateralen Pulmonalisblockade abgegrenzt. Aus der Art und der Wirkungsweise der letzteren ergibt sich, daß der einseitige CO_2-Rückatmungsversuch ihnen durch die einfache Handhabung, durch die Zuverlässigkeit in der Aussage und durch seine Gefahrlosigkeit überlegen ist. Das spiegelt sich wider in der Bestimmung der unteren Leistungsgrenze, der ventilatorischen Einzelreserven und in der besonders besprochenen Bestimmung der Gefäßreagibilität.

12. Die hier vorgelegten Befunde fußen auf mehr als 200 Einzelversuchen an über 150 Kranken.

Literatur

ABBOTT, O. A., W. E. VAN FLEIT, A. E. ROBERTO and F. P. SALOME: Studies on the function of the human vagus nerve in various types of intrathoracic disease. J. thorac. Surg. **30**, 564 (1955).

— A. KAPLAN and T. H. PANG: Comparative studies of the function of the human vagus and sympathic nerves relative to the pulmonary bed. J. thorac. Surg. **42**, 170 (1957).

— — — Comparative studies of the function of the human vagus and sympathetic nerves relative to the pulmonary bed. Surgery **42**, 170 (1957).

ALBITZKY, P.: Über die Rückwirkung resp. Nachwirkung der CO_2 und über die biologische Bedeutung der im Körper gewöhnlich vorhandenen Kohlensäure. Pflügers Arch. ges. Physiol. **145**, 1 (1920).

ALCOCK, P., I. L. BERRY and I. DE BURGH DALY: The action of drugs on the pulmonary circulation. Quart. J. exp. Physiol. **25**, 369 (1935).

— — — and B. NARAYANA: The action on perfused lungs of drugs injected into the bronchial vascular system. Quart. J. exp. Physiol. **26**, 13 (1936).

ANACKER, H.: Untersuchungen zur Spirometrie der Lungenlappen. Thoraxchirurgie **1**, 254 (1953).

ANDRUS, W. D.W.: Observations on the cardiorespiratory physiology following the collapse of one lung by bronchial ligation. Arch. Surg. (Chicago) **10**, 506 (1925).

ARNAUD, J., P. TULOU et R. MÉRIGOT: L'exploration de la fontion respiratoire. Paris 1947.

ASMUSSEN, E., and F. CONSOLAZIO: The circulation in rest and work on Mount Evans (4300 m). Amer. J. Physiol. **132**, 555 (1941).

ASTRUP, P.: Erkennung der Störungen des Säure-Basen-Stoffwechsels und ihre klinische Bedeutung. Klin. Wschr. **35**, 749 (1957).

ATWELL, B. J., J. B. HICKAM, W.W. PRYOR and E. B. PAGE: Reduction of bloodflow through the hypoxic lung. Amer. J. Physiol. **166**, 37 (1951).

AUERSWALD, W., E. STRAHBERGER u. M. WENZL: Der Bronchusblockadetest. Langenbecks Arch. klin. Chir. **272**, 157 (1952).

AVIADO, D. M., J. S. L. LING, C.W. QUIMBY and C. R. SCHMIDT: Additional role of reflex pulmonary vasoconstriction during anoxia. Fed. Proc. **13**, 4 (1954).

— and C. F. SCHMIDT: Reflexes from strech receptors in blood vessels, heart and lungs. Physiol. Rev. **35**, 247 (1955).

BAILEY, C. P., M. LACY, R. P. GLOVER, J. L. HARRISON and C. S. ARVANITIS: Experimental and clinical closure of ventricular septal defects. Surg. Forum 240 (1952).

BALDWIN, B. T.: Breathing capacity according to height and age of American born-boys and girls of school age. Amer. J. physic. Anthrop. **12**, 257 (1927).

BALDWIN, E. F. DE, A. COURNAND and D.W. RICHARDS: Pulmonary insufficiency. Physiological classification, clinical methods of analysis, standard values in normal subjects. Medicine (Baltimore) **28**, 201 (1949).

BARCROFT, J.: The respiratory function of the blood. Part 1: Lessons from high altitudes. Cambridge: University Press 1925.

— The respiratory function of the blood. Cambridge: University Press 1928.

— and R. MARGARIA: Some effects of carbonic acid in high concentration on respiration. J. Physiol. (Lond.) **74**, 156 (1932).

BARNARD, P. J., and J. G. A. DAVEL: Primary pulmonary vascular disease with cor pulmonale. J. Dis. Childr. **92**, 115 (1956).

BARTELS, H.: Über die Möglichkeiten und Grenzen der Beurteilung von Diffusionsbedingungen in der menschlichen Lunge. Lungen und kleiner Kreislauf. Berlin-Göttingen-Heidelberg 1957. Bad Oeynhausener Gespräche 1956, S. 28.

— R. BEER, E. FLEISCHER u. G. RODEWALD: Methoden zur Untersuchung des Gasaustausches in der Lunge. Klin. Wschr. **33**, 969 (1955).

— E. BÜCHERL, C.W. HERTZ, G. RODEWALD u. M. SCHWAB: Lungenfunktionsprüfungen. Methoden und Beispiele klinischer Anwendungen. Berlin-Göttingen-Heidelberg 1959.

— u. G. RODEWALD: Die alveolar-arterielle Sauerstoffdruckdifferenz und das Problem des Gasaustausches in der menschlichen Lunge. Pflügers Arch. ges. Physiol. **258**, 163 (1953/54).

BAYER, O., F. LOOGEN u. H. WOLTER: Der Herzkatheterismus bei angeborenen und erworbenen Herzfehlern. Stuttgart 1954.

BECKER, W. H., K. DEVENS, R. FRITZ, H. R. SCHOEN u. E. WAGNER: Die tödlichen postoperativen Lungenkomplikationen in der Allgemeinen Chirurgie. Bruns' Beitr. klin. Chir. 194, 203 (1957).

BECKER-FREYSING, H.: Höhenanpassung am Jungfraujoch. Luftfahrtmed. 7, 160, 170 (1942).

— H. LOESCHKE, U. LUFT u. E. OPITZ: Die arterielle Sauerstoffsättigung im Zeitreserveversuch. Luftfahrtmed. 4, 31 (1939).

BEER, R.: Stoffwechselveränderungen während des extracorporalen Kreislaufes. Thoraxchirurgie 6, 360 (1959).

— R. ZENKER, G. HEBERER, M. MEYER-WEGENER, H. GEHL, H. G. BOOST u. R. MINODO: Untersuchungen über die pathophysiologischen Veränderungen im Gasstoffwechsel und Säure-Basenhaushalt bei Anwendung eines Pumpoxygenators. Anaesthesist 6, 330 (1957).

BENJAMIN, R. B., R. S. FLOM, L. D. MACLEAN and F. J. LEWIS: The gradual closure of interarterial defects. J. thorac. Surg. 34, 679 (1957).

BENZINGER, TH.: Untersuchungen über die Atmung und den Gaswechsel, insbesondere bei Sauerstoffmangel und Unterdruck, mit fortlaufend unmittelbar aufzeichnenden Methoden. Ergebn. Physiol. 40, 1 (1938).

BERT, P.: La pression barometrique. Paris 1878.

BIGELOW, W. G., W. K. LINDSAY and W. F. GREENWOOD: Hypothermie; its possible role in cardiac surgery; investigation of factors governing survival in dogs at low body temperatures. Ann. Surg. 132, 849 (1950).

BINET, L., et F. BOURLIÈRE: Action de l'anhydride carbonique sur la circulation pulmonaire. C. R. Soc. Biol. (Paris) 135, 449 (1941).

BIRATH, G.: Lung volume and ventilation efficiency. Acta med. scand. (Stockh.) Suppl. 154 (1944).

— N. P. BERGH and G.W. SWENSON: Bronchospirometric investigations before and after segmental resection and lobectomy for pulmonary tuberculosis. Amer. Rev. Tuberc. 75, 710 (1957).

— and C. CRAFOORD: Function tests in pulmonary surgery. J. thorac. Surg. 22, 414 (1951).

BJÖRK, V. O.: Cardiopulmonary function tests. J. thorac. Surg. 26, 67 (1953).

— Circulation through an atelectatic lung in man. J. thorac. Surg. 26, 533 (1953).

— and H. J. HILTY: The change in the arterial oxygen and carbon dioxide tension during voluntary hyperventilation as a test of lung function. J. thorac. Surg. 27, 541 (1954).

— and E. F. SALEN: The blood flow through an atelectatic lung. J. thorac. Surg. 20, 933 (1950).

BLALOCK, A., and H. B. TAUSSIG: The surgical treatment of malformations of the heart. J. Amer. med. Ass. 128, 189 (1945).

BLASIUS, W.: Ein elektrodynamisches Ergometer zur quantitativen Messung der Tretarbeit im Liegen bei verschiedener Belastung und Frequenz. Pflügers Arch. ges. Physiol. 260, 137 (1954).

— Ein neues Ergometer zur exakten Messung der Tretarbeit im Liegen. Verh. dtsch. Ges. Kreisl.-Forsch. 21, 464 (1955).

— Universal-Ergometer zur Leistungsmessung im Liegen, Sitzen und Stehen. Medizinal-Markt 5, 412 (1957).

BOEHM, R.: Über die Wirkung von Ammoniumbasen u. Alkaloiden auf den Skelettmuskel. Naunyn-Schmiedeberg's Arch. exp. Path. Pharmak. 58, 265 (1908).

BOHR, CH.: Über die Lungenatmung. Skand. Arch. Physiol. 2, 236 (1891).

— Blutgase und respiratorischer Gaswechsel. In Handbuch der Physiologie des Menschen. 1905.

— Die funktionellen Änderungen in der Mittellage und Vitalkapazität der Lungen. Dtsch. Arch. klin. Med. 88, 385 (1906).

BOLT, W., W. HOLLMANN, H. VALENTIN u. H. VENRATH: Zur funktionellen Differenzierung kardial oder pulmonal bedingter Lungenveränderungen. Beitr. Klin. Tuberk. 116, 642 (1957).

— H.W. KNIPPING u. H. RINK: Praktische Herz- und Lungenfunktionsfragen in der Lungenchirurgie. Münch. med. Wschr. 95, 392 (1953).

— — — Funktionsfragen bei der operativen Behandlung der Lungentuberkulose. Thoraxchirurgie 1, 167 (1953).

BOLT, W., u. H. RINK: Selektive Angiographie der Lungengefäße bei Lungentuberkulose. Schweiz. Z. Tuberk. **8**, 380 (1951).
— — Zur Situation und Problematik der chirurgischen Behandlung der pulmonalen Phthise. Münch. med. Wschr. **94**, 1549 (1952).
— — H. VALENTIN u. H. VENRATH: Bronchospirometrie. Beitr. Klin. Tuberk. **111**, 317 (1954).
— H. VALENTIN u. N. TIETZ: Drucke in der Pulmonalarterie, Herzminutenvolumen und Atmung bei akuter respiratorischer Hypoxie entsprechend Höhen bis zu 4000 Meter bei älteren Personen. Arch. Kreisl.-Forsch. **27**, 19 (1957).
BRABANDERE, B. DE, A. GYSELEN et J. CROISSANT: Examens functionnels ventilatoires et interventions collapso thérapiques et excisionelles en phtisiologie. Acta tuberc. belg. **47**, 128 (1956).
BRATTSTRÖM, S.: Postoperative pulmonary ventilation with reference of postoperative pulmonary complications. Acta chir. scand., Suppl. **195** (1954).
BRAUER, L.: Die respiratorische Insuffizienz. Verh. dtsch. Ges. inn. Med. **44**, 120 (1932).
— Atmung und Kreislauf. Verh. dtsch. Ges. Kreisl.-Forsch. **13**, 37 (1940).
— u. H.W. KNIPPING: Zur respiratorischen Insuffizienz. Beitr. Klin. Tuberk. **101**, 424 (1949).
BREDT, H.: Entzündung und Sklerose der Lungenschlagader. Ein Beitrag zur Kenntnis des Begriffes und der Erscheinungsformen der Endarteriitis und Arteriosklerose. Virchows Arch. path. Anat. **308**, 60 (1942).
— u. L. STADLER: Das Gewebsbild des kleinen Kreislaufes bei entzündlichen Herzfehlern und seine Bedeutung für das klinische Krankheitsbild. Arch. Kreisl.-Forsch. **7**, 54 (1940).
BRECHT, K.: Über die Wirkung der elektrischen Reizung des Vago-Sympathicus auf die glatte Muskulatur der Froschlunge und ihre Beeinflussung durch Ionen bei künstlicher Durchströmung. Pflügers Arch. ges. Physiol. **249**, 94 (1948).
— u. K. FROESSLE: Über die Wirkung elektrischer Reizung des Vago-Sympathicus auf die Froschlunge. Pflügers Arch. ges. Physiol. **247**, 649 (1944).
BROFMAN, B. L.: Experimental pulmonary artery occlusion in humans. Circulat. Res. **2**, 285 (1954).
— B. L. CHARMS, P. KOHN, J. ELDER, R. I. NEWMAN and M. RIZIKA: Unilateral polmonary artery occlusion in man. J. thorac. Surg. **34**, 206 (1947).
BUCHER, K.: Reflektorische Beeinflußbarkeit der Lungenatmung. Wien 1952.
BÜCHERL, E. S.: Probleme des Gasaustausches während extracorporaler Zirkulation. Thoraxchirurgie **6**, 46 (1958).
— Der Einfluß physikalischer und chemischer Faktoren auf den Haemolysegrad menschlichen Blutes bei Gasdispersion. (Prinzip buble oxygenator.)
— u. R. BÜCHERL: Die temporäre Pulmonalarterienblockade als klinische Funktionsuntersuchung. Thoraxchirurgie **5**, 519 (1958).
BÜHLMANN, A.: Das chronische Cor pulmonale. In Handbuch der inneren Medizin, Bd. 4, Teil 1, S. 400. 1956.
— Respiratorische Insuffizienz. Pathophysiologie. Thoraxchirurgie **6**, 147 (1958).
— C. MAIER, M. HEGGELIN, R. KÄLIN u. F. SCHAUB: Beziehungen zwischen Lungenfunktion und Lungenkreislauf. Schweiz. med. Wschr. **83**, 1199 (1953).
CANNON, P., W. RAULE u. H. SCHAEFER: Zur Physiologie eines sympathischen Ganglions und zur Frage der Vasodilatatoren und des sympathischen Tonus. Pflügers Arch. ges. Physiol. **260**, 116 (1954).
CARLENS, E.: A new flexible double-lumen catheter for bronchospirometry. J. thorac. Surg. **18**, 742 (1949).
— H. E. HANSON and B. NORDENSTRÖM: Temporary unilateral occlusion of the pulmonary artery. J. thorax. Surg. **22**, 527 (1951).
CHARMS, B. L., B. L. BROFMAN, J. C. ELDER and P. M. KOHN: Unilateral pulmonary artery occlusion in man. J. thorac. Surg. **35**, 316 (1958).
COBET, R.: Kohlensäurespannung und Wasserstoffzahl des Arterienblutes in ihren Beziehungen zum Kreislauf, insbesondere zum Blutdruck. Biochem. Z. **137**, 67 (1923).
COMROE, J. H., R. E. FORSTER, W. A. BRISCOE and E. CARLSEN: The lung. Chicago 1955.

Cooley, D. A., B. A. Belmonte, M. E. De Bakey and J. R. Latson: Temporary extracorporal circulation in the surgical treatment of cardiac and aortic disease: Report of 98 cases. Ann. Surg. June 1957.

— D. G. McNamara and J. R. Latson: Aortico pulmonary septal defect: diagnosis and surgical treatment. Surgery **42**, 101 (1957).

Cournand, A.: Recent observations on the dynamics of the pulmonary circulation. Bull. N.Y. Acad. Med. **23**, 27 (1947).

— Some aspects of the pulmonary circulation in normal man and in chronic cardiopulmonary diseases. Circulation **2**, 641 (1950).

— The mysterious influende of unilateral pulmonary hypoxia upon the circulation in man. Bull. Acad. roy. Méd. Belg. **1955**, 219.

— The mysterious influence of unilateral pulmonary hypoxia upon the circulation in man. Acta cardiol. (Brux.) **10**, 429 (1955).

— E. de F. Balwin, R. C. Darling and D. W. Richards jr.: Studies on intrapulmonary mixture of gases. J. clin. Invest. **20**, 681 (1941).

— and D. W. Richards: Pulmonary insufficiency. Discussion of a physiological classification and presentation of clinical tests. Amer. Rev. Tuberc. **44**, 123 (1941).

— R. L. Riley, A. Himmelstein and R. Austrian: Pulmonary circulation and alveolar ventilation-perfusion relationship after Pneumonectomie. J. thorac. Surg. **19**, 80 (1950).

Crafoord, C., and G. Nylin: Congenital coarctation of the aorta and its surgical treatment. J. thorac. Surg. **14**, 347 (1945).

Cutler, E. C., and A. S. Levine: Cardiotomy and valvulotomy for mitral stenosis. Boston med. surg. J. **188**, 1023 (1923).

— — and C. Beck: The surgical treatment of mitral stenosis. Arch. Surg. (Chicago) **9**, 689 (1924).

Daley, R., J. D. Wade, F. Maraist and R. J. Bing: Pulmonary hypertension in dogs induced by injection of lycopodium spores into the pulmonary artery. With spezial reference to the absence of vasomotor reflexes. Amer. J. Physiol. **164**, 380 (1951).

Daly, I. B. de: Reaction of the pulmonary and bronchial blood vessels. Physiol. Rev. **13**, 149 (1933).

— The physiology of the bronchial vascular system. Harvey Lect. **31**, 235 (1935).

Davy, H.: Researches, chemical and phylosophical chiefly concerning nitrous oxide, or dephlogisticated nitrous air, and its respiration. London 1800.

Dettli, L., F. Grün u. K. Bucher: Probleme des Gasaustausches in der Lunge. Helv. physiol. pharmacol. Acta **13**, 32 (1955).

Devens, K., u. H. R. Schoen: Zur Bedeutung der Lungenfunktionsprüfung für die Prophylaxe und Therapie postoperativer Pneumopathien. Anaesthesist **6**, 302 (1957).

Dirken, M. N. J., u. H. A. E. van Dishoeck: Gibt es eine periphere Atemregulation durch Kohlensäure? Pflügers Arch. ges. Physiol. **238**, 713 (1937).

— and H. Heemstra: Alveolar oxygen tension and lung circulation. Quart. J. exp. Physiol. **34**, 193 (1948).

— — The adaptation of the lungcirculation to the ventilation. Quart. J. exp. Physiol. **34**, 213 (1948).

Dotter, C. T., and D. S. Lukas: Acute cor pulmonale. Amer. J. Physiol. **164**, 254 (1951).

Draper, W. B., and R. W. Whitehead: Phenomenen of diffusion on respiration. Anaesth. and Analg. **28**, 307 (1949).

Drasche, H.: Zur Methodik der simultanen Spiro-Ergo-Oxymetrie. Beitr. Klin. Tuberk. **116**, 552 (1957).

Drinker, C. K., E. D. Churchill and B. M. Ferry: The volume of blood in the heart and lungs. Amer. J. Physiol. **77**, 590 (1926).

Dubois, A. B.: Alveolar CO_2 and O_2 during breath holding, exspiration and inspiration. J. appl. Physiol. **5**, 1 (1952).

— A. G. Britt and W. O. Fenn: Alveolar CO_2 during the respiratory cycle. J. appl. Physiol. **4**, 7 (1952).

Duke, H. N.: The action of corbon dioxide on isolated perfused dog lungs. Quart. J. exp. Physiol. **35**, 25 (1949).

DUKE, H. N., and E. KILLIK: Pulmonary vasomotor responses of isolated perfused cat lungs to anoxia. J. Physiol. (Lond.) **117**, 303 (1952).

EFFLER, D. B., L. K. GROVES, M. F. SONES and W. J. KOLFF: Elective cardiacarrest in open-heart surgery. Report of the cases. Cleveland Clin. Quart. **23**, 105 (1956).

EICHBERGER, E.: Über die Wirkung der Kohlensäure auf die Atmung des Kaninchens. Helv. physiol. Acta **7**, 55 (1949).

ENGHOFF, H.: Zur Frage des schädlichen Raumes bei der Atmung. Skand. Arch. Physiol. **9** (1931).

ENGSTRÖM, C. G.: Behandlungsprinzip der respiratorischen Insuffizienz. Thoraxchirurgie **6**, 171 (1958).

EPPINGER, H.: Das Versagen des Kreislaufes. Berlin 1927.

EULER, U. S. v.: Physiologie des Lungenkreislaufes. Verh. dtsch. Ges. Kreisl.-Forsch. **17**, 2 (1951).

— and G. LILJESTRAND: Observations on the pulmonary arterial blood pressure in the cat. Acta physiol. scand. **12**, 301 (1946).

FISHMAN, A. P., A. HIMMELSTEIN, H. W. FRITTS and A. COURNAND: Blood flow through each lung in man during unilateral hypoxia. J. clin. Invest. **34**, 637 (1955).

FLEISCH, A.: Experimentelle Untersuchungen über die Kohlensäurewirkung auf die Blutgefäße. Pflügers Arch. ges. Physiol. **171**, 86 (1918).

— Wasserstoffionenkonzentration als peripher regulatorisches Agens der Blutversorgung. Z. allg. Physiol. **19**, 269 (1921).

FLETCHER, G., J. W. DUSHANE, J. W. KIRKLIN and E. H. WOOD: Aortic septal defect: Report of a case with surgical division along with successful resucitation from ventricular fibrillation. Proc. Mayo Clin. **29**, 285 (1954).

FOLKOW, B.: Nervous control of the blood vessels. Physiol. Rev. **35**, 629 (1955).

FORSSMANN, W.: Die Sondierung des rechten Herzens. Klin. Wschr. 8, 2085 (1929).

— 21 Jahre Herzkatheterung. Verh. dtsch. Ges. Kreisl.-Forsch. **17**, 1 (1951).

FOWLER, W. S.: Lung function studies. The respiratory dead space. Amer. J. Physiol. **154**, 405 (1948).

FREY, E. K., u. G. KUETGENS: Die Chirurgie des Herzens und der großen Gefäße, S. 334. Stuttgart 1956.

FÜHNER, K., and E. H. STARLING: Experiments on the pulmonary circulation. J. Physiol. (Lond.) **47**, 286 (1913).

GAENSLER, E. A.: Analysis and critique of pulmonary function tests. Bull. New Engl. med. Cent. **13**, 39 (1951).

— D. W. CUGELL, I. LINDGREN, J. M. VERSTRAETEN, S. S. SMITH and J. W. STREIDER: The role of pulmonary insufficiency in mortality and invalidism following surgery for pulmonary tuberculosis. J. thorac. Surg. **29**, 161 (1955).

GAUER, O. H., u. I. P. HENRY: Beitrag zur Homöostase des extraarteriellen Kreislaufs. Klin. Wschr. **34**, 356 (1956).

GEBAUER, P. E.: J. thorac. Surg. 8, 674 (1939). Zit. nach BATELS et al.

GEELEN, E. E. M.: Lungenfunktion nach Lungenresektion. Zbl. ges. Tuberk. **64**, 322 (1953).

GNÜCHTEL, W.: Untersuchungen über die Zwerchfellbehinderung bei Oberbauchoperierten. Anaesthesist **3**, 163 (1954).

— B. LÖHR u. W. ULMER: Bronchospirometrische Untersuchungen nach thoraxchirurgischen Eingriffen. Langenbecks Arch. klin. Chir. **281**, 241 (1955).

GOEDEL, A.: Zur Kenntnis der Hypertrophie des rechten Herzens und schwerer Kreislaufstörung infolge Verödung der Lungenschlagaderperipherie. Virchows Arch. path. Anat. **277**, 507 (1930).

GÖPFERT, H., u. W. JAKOB: Atmungsanalyse durch simultane Registrierung mit Spirometer und schnellanzeigendem CO_2-Analysator. Klin. Wschr. **33**, 958 (1955).

GOLDENSOHN, E. S., R. W. WHITEHEAD, P. M. PARRY, J. N. SPENCER, R. F. GROVER and W. B. DRAPER: Studies on diffusion respiration: effect of diffusion respiration and high concentrations of CO_2 on cerebrospinal fluid pressure of anesthezised dogs. Amer. J. Physiol. **165**, 334 (1951).

GOLDENSTERN, J. G., and E. L. DU BOIS: The effect on the circulation in man of rebreathing concentrations of carbon dioxide. Amer. J. Physiol. **81**, 650 (1927).

GOLLWITZER-MEIER, K.: Anoxaemie und Kreislauf. Pflügers Arch. ges. Physiol. **220**, 434 (1928).
— u. E. LERCHE: Reflektorischer und zentraler Anteil der CO_2-Wirkung auf die Atmung. Pflügers Arch. ges. Physiol. **244**, 145 (1941).
— u. O. PINOTTI: Über die Nachdauer (Hysteresis) der Erregung des Atemzentrums bei Kohlensäureatmung. Pflügers Arch. ges. Physiol. **249**, 1 (1948).
GRAY, J. S.: Pulmonary ventilation and its physiological regulation. Springfield, Ill. 1949.
GROLLMANN, A.: Physiological variations of the cardiac out put of man. Amer. J. Physiol. **93**, 19 (1930).
GROSSE-BROCKHOFF, F.: Der Phasenwechsel im Erscheinungsbild der angeborenen Herzfehler mit hohem Stromvolumen. Verh. dtsch. Ges. Kreisl.-Forsch. **23**, 201 (1957).
— Pathophysiologie des Lungenkreislaufs. Bad Oeynhausener Gespräche 1956, 64—79. Lungen und kleiner Kreislauf. Berlin-Göttingen-Heidelberg 1957.
— H. REIN u. W. SCHOEDEL: Über Empfindlichkeitsänderungen der Kreislaufregulationszentren im O_2-Mangel. Pflügers Arch. ges. Physiol. **245**, 440 (1942).
— u. W. SCHOEDEL: Physiologie und Pathophysiologie des Kreislaufs. In Handbuch der Thoraxchirurgie, Bd. 1, S. 267. 1957.
GRÜSS, H.: Technische Gasanalysen durch Messung des Wärmeleitvermögens. Chemie-Ingenieur, Handbuch der physikalischen Arbeitsmethoden, Bd. 2, Teil 4. 1933.
HALDANE, J. S.: Respiration. New-Haven: Yale University Press 1927.
— and E. P. POULTON: The effects of want of oxygen on respiration. J. Physiol. (Lond.) **37**, 390 (1908).
HAMILTON, W. F.: Physiology of the pulmonary circulation. J. Allergy **22**, 397 (1951).
HAMLEY, E. J.: Contribution of anaesthetics to the change in breathing and heart rates due to vagotomy in the rat. J. Physiol. (Lond.) **130**, 54 (1955).
HAMMOUDA, M., and W. H. WILSON: The presence in the vagus of fibres transmitting impulses augmenting the frequency of respiration. J. Physiol. (Lond.) **83**, 192 (1935).
HAUCH, H. J., u. C.W. HERTZ: Das arteriovenöse Lungenaneurysma. Thoraxchirurgie **1**, 411 (1954).
HAYEK, H. v.: Über die funktionelle Anatomie der Lungengefäße. Verh. dtsch. Ges. Kreisl.-Forsch. **17**, 17 (1951).
— Die menschliche Lunge. Berlin-Göttingen-Heidelberg 1953.
HEEMSTRA, H.: The development of an increased pulmonary vascular resistance by local hypoxia. Quart. J. exp. Physiol. **39**, 83 (1954).
HEIDENHAIN, L.: Ausgedehnte Lungenresektion wegen zahlreicher eiternder Bronchiektasien in einem Unterlappen. Langenbecks Arch. klin. Chir. **64**, 891 (1901).
HENDERSON, L. S., A. V. BOCK, D. P. DILL and H. T. EDWARDS: Blood as a physiochemical system. The carbon dioxide dissociation curves of oxygenated human blood. J. biol. Chem. **181**, 8 (1930).
— La sang, système physico-chimique. Press Univers. de France 1931.
HERING, E., u. J. BREUER: Die Selbststeuerung der Atmung durch den Nervus Vagus. S.-B. Akad. Wiss. Wien, math.-naturwiss. Kl. **57**, 672 (1868).
HERTZ, C. W.: „Ventilatorische" und „effektive" respiratorische Funktion nach kollapstherapeutischen Eingriffen. Thoraxchirurgie **2**, 216 (1954).
— Pleuraschwarte und Lungenfunktion. Folgezustände nach Pleuritis exsudativa. Beitr. Klin. Tuberk. **112**, 446 (1954).
— Pleuraschwarte und Lungenfunktion. Folgezustände nach Pneumothorax mit röntgenologisch nachweisbarer Pleuraschwarte. Beitr. Klin. Tuberk. **112**, 503 (1954).
— Die Durchblutungsgröße hypoventilierter Lungenbezirke. Verh. dtsch. Ges. Kreisl.-Forsch. **21**, 447 (1955).
— Theoretische Normalwerte für Lungenvolumen und Ventilationsvolumen. Verh. dtsch. Ges. inn. Med. **62**, 135 (1956).
— Einseitige alveolare CO_2-Erhöhung und Durchblutungsgröße jeder Lungenseite beim Menschen. Klin. Wschr. **34**, 532 (1956).
— Untersuchungen über den Einfluß der alveolaren Gasdrucke auf die intrapulmonale Durchblutungsverteilung beim Menschen. Klin. Wschr. **34**, 472 (1956).
— Ein gleitender Standard für den Atemgrenzwert. Dtsch. Arch. klin. Med. **205**, 602 (1959).

HERTZ, C. W., H. DEREN, W. REGEL u. H. WEMMERS: Pleuraschwarte und Lungenfunktion. Bronchospirometrische Untersuchungen. Beitr. Klin. Tuberk. **113**, 199 (1955).

— — u. H. WEMMERS: Pleuraschwarte und Lungenfunktion. Röntgenkymographische Untersuchungen der Mediastinalverschieblichkeit bei Blockade des Hauptbronchus. Beitr. Klin. Tuberk. **113**, 301 (1955).

HESS, W. R.: Die Regulierung des Blutkreislaufes. Leipzig 1930.

— Die Regulierung der Atmung. Leipzig 1931.

— Das physiologische Zusammenspiel von Kreislauf und Atmung. Verh. dtsch. Ges. Kreisl.-Forsch. **8**, 9 (1935).

— Weitere Beobachtungen über den tonischen Vaguseinfluß bei verschieden konstanten Lungenvolumen. Pflügers Arch. ges. Physiol. **244**, 360 (1941).

HEWLETT, A.W., and N. R. JACKSON: The vital capacity in a group of college students. Arch. intern. Med. **29**, 515 (1922).

HEYMANS, C., J. J. BOUKAERT et P. RÉGNIERS: Le Sinus carotidien. Paris 1933.

HIMMELSTEIN, A., P. HARRIS, H.W. FRITTS jr. and A. COURNAND: Effect severe unilateral hypoxia on the partition of pulmonary blood flow in man. J. thorac. Surg. **36**, 369 (1958).

HIRDES, J. J.: Het clinische longfunctieonderoek. Utrecht: Lumax 1951.

— Die Bronchospirometrie. Schweiz. Z. Tuberk. **8**, 392 (1951).

— La fonction respir. après resection pour tuberculose pulmonaire. Acta chir. belg. **6**, 476 (1952).

HOLLE, F., u. H. OTTE: Bronchusresection Vagotomie und deren Einfluß auf die Lungenfunktion. Thoraxchirurgie **4**, 451 (1957).

HOLMDAHL, H'SON. M.: Pulmonary uptake of oxygen, acid-base-metabolism, and circulation during prolonged apnoe. Acta chir. scand. Suppl. **212** (1956).

HURTADO, A., and H. ASLE-SALAZAV: Arterial blood gases and acid-base balance at sea level and at high altitudes. J. appl. Physiol. **1**, 304 (1948).

— C. MERINO and E. DELGADO: Influence of anoxaemia on the hemopaetic activity. Arch. intern. Med. **75**, 274 (1945).

HUSFELD, E., H. G. DAVIDSON u. A. PEDERSEN: Angeborene Herzfehler mit Links-Rechtsshunt. Verh. dtsch. Ges. Kreisl.-Forsch. **23**, 264 (1957).

JACOBAEUS, H. C.: Ergebnisse der Bronchospirometrie. Schweiz. med. Wschr. **17**, 865 (1936).

— and T. BRUCE: A bronchometric study on the ability of the Human lungs to substitute for one another. Acta med. scand. **105**, 211 (1940).

— P. FREUKNER and S. BJÖRKMAN: Some attempts at determining the volume and function of each lung separatly. Acta med. scand. **79**, 174 (1932).

KAPFERER, J. M.: Der nutzbare Anteil der Vitalkapazität. Thoraxchirurgie **1**, 547 (1953/54).

KAUP, J.: Arbeit und Erholung als Atmungsfunktion des Blutes. Arbeitsphysiologie **2**, 541 (1930).

KILLIAN, H., u. H. WEESE: Die Narkose. Stuttgart 1954.

KINNEY, J. M., and F. D. MOORE: Carbon balance. Surgery **40**, 16 (1956).

KIRCH, E.: Die pathologische Anatomie des Cor pulmonale. Verh. dtsch. Ges. Kreisl.-Forsch. **21**, 163 (1955).

KNIPPING, H.W.: Über das sog. arterielle Sättigungsdefizit und die Auswertung der spirographischen Lungenfunktionsprüfung bei Herz- und Lungenkranken. Beitr. Klin. Tuberk. **79**, 1 (1931).

— Über respiratorische Insuffizienz. Beitr. Klin. Tuberk. **89**, 469 (1937).

KOCH, E.: Zur Frage der Chemorezeptoren. Verh. dtsch. Ges. Kreisl.-Forsch. **13**, 54 (1940).

KÖHN, K., u. M. RICHTER: Die Lungenstrombahn bei angeborenen Herzfehlern. Zwangsl. Abh. aus dem Gebiet der normalen u. pathologischen Anatomie, Heft 2, 1958.

KOPECKY, F., A. RAYBURN, R.W. WHITEHEAD and W. B. DRAPER: Study of anuria occuring during apnea under diffusion respiration. Amer. J. Physiol. **168**, 131 (1952).

KRALL, J., G. RODEWALD u. H. J. HOFFHEINZ: Die Blockade der Arteria pulmonalis als Grundlage einer praeoperativen Funktionsprüfung in der Lungenchirurgie. Thoraxchirurgie **1**, 434 (1957).

KROGH, A.: Some new methods for tonometric determination of gas-tensions in fluids. Skand. Arch. Physiol. **20**, 259 (1908).

— The diffusion of gases through the lungs of man. J. Physiol. (Lond.) **49** (1915).

KROGH, A.: The comparative physiology of respiratory mechanismus. Philadelphia 1941.

KRUTZSCH, G.: Über die rechtsseitige Herzhypertrophie durch Einengung des Gesamtquerschnittes der kleineren und kleinsten Lungenarterien. Frankfurt. Z. Path. **23**, 247 (1920).

KÜMMEL, H.: Exstirpation ganzer Lungenlappen (besonders bei Tumoren der Lunge). Verh. dtsch. Ges. Chir. **40**, 147 (1911).

KUHN, F.: Perorale Tubagen mit und ohne Druck. Dtsch. Z. Chir. **76**, 147 (1905).

— Die perorale Intubation mit und ohne Druck. Dtsch. Z. Chir. **81**, 63 (1906).

KURUSU, M., T. MATSUSHIGE u. T. IBA: Über den Einfluß des einseitigen Bronchialverschlusses auf Lungengaswechsel, Blutgas und besonders Blutstrommenge beider Lungenhälften. Mitt. med. Akad. Kioto **23**, 1089 (1938).

LABORIT, H.: Sur l'utilisation de certains agents pharmacodynamiques à action neurovegetative en période per et postoperatiore. Acta chir. belg. **48**, 485 (1949).

— et P. HUGUENARD: L'hibernation arteficielle par moyens pharmacodynamiques et physiques en chirurgie. J. Chir. (Paris) **67**, 631 (1951).

LAEWEN, A.: Experimentelle Untersuchungen über die Möglichkeit den Tetanus mit Curarin zu behandeln. Mitt. Grenzgeb. Med. Chir. **16**, 802 (1906).

L'ALLEMAND, H., u. U. J. WASSNER: Behandlung der ventilatorischen Ateminsuffizienz durch Tracheotomie. Kongreßber. dtsch. Ges. inn. Med. **64**, 598 (1958).

— — Absolute und relative Indikation für die Anwendung des Engström-Respirators. Thoraxchirurgie **6**, 173 (1958).

— — Die künstliche Beatmung zur Behandlung der postoperativen Ateminsuffizienz. Chirurg **30**, 204 (1959).

— — u. E. WAGNER: Der Einfluß der respiratorischen Alkalose und Acidose auf die Herzfunktion. Vortrag Anaesthesie-Kongreß 1959 Düsseldorf. Anaesthesist (1959, im Druck).

LAPP, H.: Pathologisch-anatomische Untersuchungen über die primäre und die sekundäre Pulmonalsklerose. Habil.-Schr. Gießen 1954.

LARSELL, O.: Innervation of the human lung. Amer. J. Anat. **52**, 125 (1933).

LE BLANC, E.: Respiratorischer Gasaustausch und Lungendurchblutung unter normalen und krankhaften Zuständen der Atmungsorgane. Untersuchungen am arteriellen und venösen Blut von Mensch und Tier. Beitr. Klin. Tuberk. **50**, 21 (1922).

LECHTENBÖRGER, H., H. VALENTIN, H. VENRATH, G. FUHRMANN, I. S. ÖZSOY, H. STEINFORTH, TH. SCHMITZ u. H. GRIESEMANN: Der Gasstoffwechsel bei akutem Atemstillstand. Thoraxchirurgie **2**, 250 (1954).

LELLAU, E. E.: Verwendungsmöglichkeiten und Meßgenauigkeit des Diaferometers bei atmungsphysiologischen Untersuchungen. Inaug.-Diss. Gießen 1959.

LENHARTZ, H.: Lungenchirurgie. Verh. dtsch. Ges. Chir. **36**, 60 (1907).

LEUSEN, I., et G. DEMEESTER: Influence de l'hypoxemie sur la circulation pulmonaire chez le chien et chez le chat. Acta cardiol. (Brux.) **10**, 556 (1955).

LEWIS, F. J., N. E. SUMWQY, S. A. NIAZI and R. B. BENJAMIN: Aortic valvulotomy under direct vision during hypothermia. J. thorac. Surg. **32**, 481 (1951).

— R. L. VARCO and TAUFIC: Repair of arterial septal defects in man under direct vision with the aid of hypothermia. Surgery **36**, 538 (1954).

LEZIUS, A.: Die Lungenresektionen. Stuttgart 1953.

LILLEHEI, G. W.: Controlled cross circulation for directvision intracardiac. surgery. Correction of ventricular defects. Atrioventricularis communis and tetralology of Fallot. Postgrad. Med. **17**, 388 (1955).

LITTLE, G. M.: The ventilatory cost of certain activities performed by patients. Tubercle (Lond.) **37**, 25 (1956).

LJUNGDAHL, M.: Untersuchungen über die Arteriosklerose des kleinen Kreislaufes. Wiesbaden 1915.

LÖHR, B.: Einfluß gestörter Lungenbelüftung auf den kleinen Kreislauf. Münch. med. Wschr. **98**, 838 (1956).

LOESCHKE, H. H.: Über den Gasaustausch in der Lunge. Klin. Wschr. **32**, 145 (1954).

LOEWY, A.: Experimentelle Studien über das Atemzentrum in der Medulla oblongata und die Bedingungen seiner Tätigkeit. Pflügers Arch. ges. Physiol. **42**, 245 (1888).

— Über die Bestimmung der Größe des schädlichen Luftraumes im Thorax und der alveolaren Sauerstoffspannung. Pflügers Arch. ges. Physiol. **58**, 416 (1894).

LONG, J. H., M. R. WESTER and M. J. OPPENHEIMER: Immediate cardiovascular and respiratory adjustments to pneumonectomy. J. thorac. Surg. **18**, 269 (1949).

LOOGEN, F.: Diskussionsbemerkung. Verh. dtsch. Ges. Kreisl.-Forsch. **23**, 285 (1957).

— Der pulmonale Hochdruck bei angeborenen Herzfehlern mit hohem pulmonalem Stromvolumen. Arch. Kreisl.-Forsch. **28**, 1 (1958).

LUCHSINGER, P. C., K. M. MOSER, A. BÜHLMANN and P. H. ROSSIER: The interrelationship between cor pulmonale, capillary bed restriction and diffusion insufficience for oxygen in the lung. Amer. Heart J. **54**, 106 (1957).

LUDWIG, H.: Der Sollwert der Vitalkapazität. Verh. schweiz. naturforsch. Ges. **1941**, 202.

LÜBBERS, D.: Die Gewebsatmung der Herzmuskelfaser. Bad Oeynhausener Gespräche II, S. 32, 1958.

MACKLER, B., H. LICHTENSTEIN and G. M. GUEST: Effects of ammonium chloride acidosis on glucose tolerance in dogs. Amer. J. Physiol. **168**, 126 (1952).

MAGILL, J. W.: Technique in endotracheal anesthesia. Anesth. et Analg. **10**, 164 (1931).

MALORNY, G.: Das Verhalten der Elektrolyte im Blut und Gewebe bei erhöhten CO_2-Spannungen der Atmungsluft. Naunyn-Schmiedeberg's Arch. exp. Path. Pharmak. **205**, 684 (1948).

MATSUSHIGE, T.: Experimentelle Untersuchungen über den Einfluß bei Ausschaltung der einseitigen Lunge aus der Respiration durch die Bronchialligatur auf Blutgase. Mitt. Med. Akad. Kioto **20**, 833 (1937).

MATTHES, K.: Untersuchungen über die Ventilation der Lungen. Verh. dtsch. Ges. Kreisl.-Forsch. **13**, 107 (1940).

MAURATH, J.: Die Bedeutung der Bronchospirometrie in der Lungenchirurgie. Langenbecks Arch. klin. Chir. **268**, 375 (1951).

— Das funktionelle Ergebnis und Ziel chirurgischer Eingriffe an den Lungen. Langenbecks Arch. klin. Chir. **273**, 349 (1953).

— Funktionelle Untersuchungen in der Lungenchirurgie. Dtsch. med. Wschr. **78**, 1288 (1953).

— Patho-Physiologie der Atmung in der Lungenchirurgie. Stuttgart 1955.

— u. M. WEBER: Pathophysiologie der Atmung nach Lob- und Pneumonektomie. Langenbecks Arch. klin. Chir. **269**, 496 (1951).

MCQUISTON, W. O.: Anesthetic problems in cardiac sugery in children. Anaesthesiology **10**, 590 (1949).

MEESSEN, H.: Zur Pathogenese, Progredienz und Adaptation der angeborenen Herz- und Gefäßfehler. Verh. dtsch. Ges. Kreisl.-Forsch. **23**, 188 (1957).

MEIER, R., u. K. BUCHER: Über atmungsregulierende Systeme in der Pons. Pflügers Arch. ges. Physiol. **245**, 412 (1941).

MELROSE, D. G., B. DREYER, H. H. BENTALL and J. B. E. BAKER: Elective cardiac arrest. Lancet **1955**, 21.

MENDELSOHN, H. J., H. A. ZIMMERMAN and A. ADELMAN: A study of pulmonary hemodynamics during pulmonary resection. J. thorac. Surg. **20**, 366 (1950).

MERKEL, H.: Über verschlußfähige Bronchialarterien. Virchows Arch. path. Anat. **308**, 303 (1942).

MERKER, H., W. LOCHNER u. H. J. BRETSCHNEIDER: Die Sauerstoffversorgung des Herzmuskels. Dtsch. med. Wschr. **83**, 17, 61, 102 (1958).

MEVES, H.: Die Wirkung der Wasserstoffionen und der Kohlensäure auf Gefäße und Muskulatur der Froschlunge. Pflügers Arch. ges. Physiol. **257**, 259 (1953).

MEYERS, J. A., and L. R. M. A. MAEDER: The vital capacyty of the lungs. Arch. intern. Med. **35**, 184 (1925).

MICHAELIS, L.: Die theoretischen Grundlagen für die Bedeutung der Wasserstoffionenkonzentration des Blutes. In Handbuch der normalen und pathologischen Physiologie, Bd. VI, S. 601. Berlin 1928.

MOCKENHAUPT, A. u. J.: Lungenfunktion bei Resektionsbehandlung. Beitr. Klin. Tuberk. **116**, 487 (1957).

MOORE, R. L.: The volume of blood flow per minute through the lungs following collapse of one lung by occlusion of its bronchus. Arch. Surg. (Chicago) **22**, 225 (1931).

MOORE, R. L., and H. W. COCHRAN: The effects of closed pneumothorax, partial occlusion of one primary bronchus, phrenectomy and the respiration of nitrogen by one lung on pulmonary expansion and the minute volume of blood flowing through the lungs. J. thorac. Surg. **2**, 468 (1933).

MOSCHCOWITZ, E.: Der intravasculäre Druck als Ursache der Arteriosklerose. Virchows Arch. path. Anat. **283**, 282 (1932).

MOWLEM, A., and G. S. CAMPBELL: The acute effect of complete heart block on the pulmonary circulation. Surg. Gynec. Obstet. **106**, 333 (1958).

MOYER, C. A., and H. K. BEECHER: Variability of the Hering-Breuer reflexes in the dog under sodium evipal anaesthesia. Amer. J. Physiol. **136**, 7 (1942).

MURRAY, G.: Closure of defects in cardiac septa. Ann. Surg. **128**, 843 (1948).

NAGER, G.: Über das sogenannte Sauerstoffdefizit nach Uhlenbruck-Knipping. Schweiz. Z. Tuberk. **4**, Suppl. 1 (1947).

NAHAS, G. G., and H. L'ALLEMAND: Circulation in dogs after respiratory arrest induced by curare. J. appl. Physiol. **8**, 468 (1956).

NISELL, O. J.: Effects of oxygen and carbon dioxide on the circulation of isolated and perfused lungs of the cat. Acta physiol. scand. **16**, 121 (1948).

— Some aspects of the pulmonary circulation and ventilation. Int. Arch. Allergy **3**, 142 (1952).

NISSEN, R.: Exstirpation eines ganzen Lungenflügels. Zbl. Chir. **179**, 160 (1923).

NOELL, W., u. L. SCHNEIDER: Über die Flimmerbereitschaft des Herzens in der Erholung nach schwerstem Sauerstoffmangel. Z. ges. exp. Med. **113**, 170 (1943).

NOYONS, A. K.: Méthode physique pour la détermination de l'acide carbonique dans l'air respiration. Arch. neerl. Physiol. **7**, 488 (1922).

— Eine Methode zur kontinuierlichen Registrierung des Stoffwechsels von Mensch und Tier. Acta brevia neerl. Physiol. **5**, 23 (1935).

— Méthode d'enregistrement continu de la teneur en CO_2 et en O_2 des gas respiratoires au moyen du diaferometre thermique servant à l'étude du métabolisme des tusses des animaux et de l'homme. Ann. Physiol. **23**, 909 (1937).

OBERHOLZER, R. J. H.: Narkoseeinfluß auf vagale Atmungsreflexe. Helv. physiol. pharmacol. Acta **2**, 449 (1944).

— Zentren für Atmung und Kreislauf in der Medulla oblongata. Klin. Wschr. **35**, 448 (1957).

— u. H. SCHLEGEL: Die Bedeutung des afferenten Lungenvagus für die Spontanatmung des Meerschweinchens. Helv. physiol. pharmacol. Acta **15**, 63 (1957).

OPITZ, E.: Über akute Hypoxie. Ergebn. Physiol. **44**, 315 (1941).

— Physiologie der Erstickung und des Sauerstoffmangels. Lehrbuch der gerichtlichen Medizin. Stuttgart 1950.

— u. D. LÜBGERS: Allgemeine Physiologie der Zell- und Gewebsatmung. In Handbuch der allgemeinen Pathologie, Bd. IV/2, S. 395. 1957.

— u. M. SCHNEIDER: Über die Sauerstoffversorgung des Gehirns und den Mechanismus von Mangelwirkungen. Ergebn. Physiol. **46**, 126 (1950).

— u. G. THEWS: Einfluß von Frequenz und Faserdicke auf die Sauerstoffversorgung des menschlichen Herzmuskels. Arch. Kreisl.-Forsch. **18**, 137 (1952).

OVERHOLT, R. H., and L. LANGER: A new technique for pulmonary segmental resection. Surg. Gynec. Obstet. **84**, 257 (1947).

OVERRATH, H.: Die Bedeutung der Lungenfunktionsdiagnostik für die Begutachtung und allgemeine Therapie der Lungentuberkulose. Tuberk.-Arzt **12**, 425 (1958).

PAGEL, W., u. F. HENKE: Veränderungen an den Gefäßen bei Lungentuberkulose. In Handbuch der speziellen pathologischen Anatomie und Histologie, Bd. 3, Teil 2, S. 325. Berlin 1930.

PATEL, D. J., and A. C. BURTON: Active constriction of small pulmonary arteries in rabbits. Circulat. Res. **5**, 620 (1957).

PECORA, D. V.: Progressive changes in ventilation following pulmonary resection. Surg. Gynec. Obstet. **103**, 455 (1956).

PETERS, J. P., u. D. D. v. SLYKE: Analysen von Gasgemischen. Gasometrische Methoden zur Analyse von Blut und anderen Lösungen. In ABDERHALDENs Handbuch der physiologischen Arbeitsmethoden, Bd. V/10/1, S. 113 u. 203. 1938.

Pflüger, E.: Über die Ursachen der Atembewegungen sowie der Dyspnoe und Apnoe. Pflügers Arch. ges. Physiol. **1**, 61 (1868).

Pichotka, J.: Der Gesamtorganismus im Sauerstoffmangel. In Handbuch der allgemeinen Pathologie, Bd. IV/2, S. 497. 1957.

Pitts, R. F.: Organisation of the respiratory center. Physiol. Rev. **26**, 609 (1946).

Rahn, H., and H. T. Bahnson: Effect of unilateral hypoxia on gas exchange and calculated pulmonary blood flow in each lung. J. appl. Physiol. **6**, 105 (1953).

Rein, H.: Ein Beitrag zur Organisation der Regelungsvorgänge im peripheren Kreislaufapparat. Pflügers Arch. ges. Physiol. **244**, 603 (1941).

Rienhoff jr., W. F.: Pneumonectomy. Bull. Johns Hopk. Hosp. **53**, 390 (1933).

Riley, R. L., and A. Cournand: „Ideal" alveolar air and the analysis of ventilation-perfusion relationships in the lungs. J. appl. Physiol. **1**, 825 (1949).

— — Analysis of fectors affecting partial pressures of oxygen and carbon dioxide in gas and blood of lungs. J. appl. Physiol. **4**, 77 (1951).

— — and K.W. Donald: Analysis of fectors affecting partial pressures of oxygen and carbon dioxide in gas and blood of lungs. Methods. J. appl. Physiol. **4**, 102 (1951).

Ritsema van Eck, C. R.: Stoffwechselprobleme während der extracorporalen Zirkulation. Thoraxchirurgie (1959, im Druck).

Robert, C. E.: Acidose und Alkalose. Klin. Wschr. **35**, 998 (1957).

Rossier, P. H.: L'insuffisance pulmonaire. Rev. méd. Suisse rom. **52**, 666 (1932).

— A. Bühlmann u. K. Wiesinger: Physiologie und Pathophysiologie der Atmung. Berlin-Göttingen-Heidelberg 1956.

— et K. Wiesinger: L'insuffisance pulmonaire et physio-pathologie. Revue Tuberc. (Paris) **12**, 461 (1948).

— — Patho-physiologische Differenzierung durch den Sauerstoffversuch. Beitr. Klin. Tuberk. **101**, 407 (1949).

Rotter, W.: Über die Bedeutung der Ernährungsstörung, insbesondere des Sauerstoffmangels für die Pathogenese der Gefäßwandveränderungen mit besonderer Berücksichtigung der „Endarteriitis obliterans" und der „Arteriosklerose". Beitr. path. Anat. **110**, 46 (1949).

Sauerbruch, F.: Über die Ausschaltung der schädlichen Wirkung des Pneumothorax bei intrathoracalen Operationen. Zbl. Chir. **31**, 146 (1904).

— Zur Pathologie des offenen Pneumothorax und die Grundlagen meines Verfahrens zu seiner Ausschaltung. Mitt. Grenzgeb. Med. Chir. **13**, 399 (1904).

Scherrer, M., u. J. Hodler: Gasaustausch und Hämodynamik bei künstlicher Beatmung. Schweiz. med. Wschr. **87**, 1509 (1957).

Schoen, R., u. E. Derra: Untersuchungen über die Bedeutung der Cyanose als klinisches Symptom. Dtsch. Arch. klin. Med. **168**, 52 (1930).

— — Cyanose durch chronische Stauung im Lungenkreislauf, besonders bei Mitralvitien. Dtsch. Arch. klin. Med. **168**, 176 (1930).

Schostok, P.: Pathophysiologische Auswirkungen der Lungenresektion mit einem tierexperimentellen Beitrag zur respiratorischen Acidose. Habil.-Schr. Gießen 1958.

Schütte, H.: Rechtsseitige Hypertrophie, hervorgerufen durch eine entzündliche Verödung der kleinen Lungenarterien. Zbl. Path. **25**, 483 (1944).

Schwab, M.: Methoden zur Erfassung von Veränderungen im Säure-Basen-Stoffwechsel. Thoraxchirurgie **6**, 337 (1959).

Siebens, A. A., R. E. Smith and C. F. Storey: Effect of hypoxia on the pulmonary vessels in man. Amer. J. Physiol. **180**, 428 (1955).

Sivertson, S. C., and W. S. Fowler: Expired alveolar carbon dioxide tension in health and in pulmonary emphysema. J. Lab. clinc. Med. **47**, 869 (1956).

Slyke, D. D. van: On the measurement of buffer values and on the relationship of buffer value to the dissociation constant of the buffer and the concentration and reaction of the buffer solution. J. biol. Chem. **52**, 2 (1922).

— Factors affecting the distribution of electrolytes, water and gases in the animal body. Philadelphia and London 1926.

— and J. M. Neill: The determination of gases in blood and other solutions by vacuum extraction and monometric measurement. J. biol. Chem. **61**, 523 (1924).

SÖRENSEN, S. P. L.: Zit. nach SCHWAB.

SPANGENBERG, W.W.: Zur Prüfung von Änderungen der Lungenventilation nach thoraxchirurgischen Maßnahmen (unter besonderer Berücksichtigung der Lungentuberkulose). Beitr. Klin. Tuberk. **117**, 373 (1957).

STAEMMLER, M.: In E. KAUFMANN, Lehrbuch der speziellen pathologischen Anatomie, Bd. 1, 1. H., S. 254. Berlin 1955.

— u. K. SCHMITT: Neue Beobachtungen bei sogenannter primärer Pulmonalsklerose. (Hypertonie im kleinen Kreislauf.) Arch. Kreisl.-Forsch. **17**, 264 (1951).

STEINBERG, U.: Systematische Untersuchungen über die Arteriosklerose der Lungenschlagadern. Beitr. path. Anat. **82**, 307 (1929).

STERTZ, H.: Kritischer Vergleich zwischen Bronchusblockadetest und Pulmonalarterienblockadetest. Z. Kreisl.-Forsch. **46**, 425 (1957).

— u. H. STOLZER: Kritischer Vergleich zwischen Bronchusblockadetest und Pulmonalarterienblockadetest. Z. Kreisl.-Forsch. **45**, 667 (1956).

STROUD, R. C., and H. RAHN: Effect of O_2 and CO_2 tension upon the resistance of pulmonary blood vessels. Amer. J. Physiol. **172**, 211 (1953).

STRUBELL-HARKORT, A.: Vasomotorische Einflüsse und Druckverhältnisse im kleinen Kreislauf. Historische und kritische Bemerkungen. Verh. dtsch. Ges. Kreisl.-Forsch. **8**, 123 (1935).

SWAN, H., and S. G. BLOUNT: Visual intracardiac surgery in a series of one hindered eleven patients. J. Amer. med. Ass. **162**, 941 (1956).

— — and R.W. VIRTUE: Direct vision suture of interarterial septal defect during hypothermia. Surgery **38**, 858 (1955).

— R.W. VIRTUE, S. G. BLOUNT and L. T. KIRCHER: Hypothermia in surgery: Analysis of 100 clinical cases. Ann. Surg. **142**, 382 (1955).

TALBOTT, J. H.: The physiologic and therapeutic effects of hypothermia. New Engl. J. Med. **224**, 281 (1940).

TAYLOR, F. H., J. WARREN, J. B. PETTER and J. L. WHITTENBERGER: Pulmonary function before and after resection of tuberculous lung segments. Amer. Rev. Tuberc. **72**, 453 (1955).

TERBRAAK, J.W. G., u. D. G. W. VAN VOORTHUYSEN: Weitere Beobachtungen über den tonischen Vaguseinfluß bei verschieden konstanten Lungenvolumen. Pflügers Arch. ges. Physiol. **243**, 724 (1940).

THAUER, R.: Kreislauf und Narkose. Verh. dtsch. Ges. Kreisl.-Forsch. **23**, 1 (1957).

TIFFENEAU, R.: Indice pulmonaire résidual pour le diagnostic et la mesure de l'emphyème pulmonaire. Bull. Acad. nat. Méd. (Paris) **132**, 389 (1948).

— et P. DRUTEL: L'épreuve du cycle respiratoire maximum pour l'étude spirographique de la ventilation pulmonaire. Presse méd. **1952**, 641.

— et A. PINELLI: Regulation bronchique de la ventilation pulmonaire. J. franç. Méd. Chir. thor. **2**, 221 (1948).

TRENDELENBURG, F.: Zit. nach KILLIAN-WEESE, S. 24.

TUFFIER, T.: Chirurgie du poumon. Paris 1908.

TURNER, J. A.: Spirometric analysis of lung function following pulmonary resection in childhood. Pediatrics **13**, 17 (1954).

UGGLA, L. G.: Die Bedeutung der pulmonalen Druckmessung bei Kollaps- und Resektionsbehandlung. Beitr. Klin. Tuberk. **110**, 61 (1953/54).

ULMER, W., u. A. WENKE: Bronchospirometrische Untersuchungen zur Frage der gasspannungsabhängigen Durchblutungsregulation der Alveolarkapillaren. Arch. Kreisl.-Forsch. **26**, 256 (1957).

VENRATH, H., H. LECHTENBÖRGER, H. VALENTIN u. W. BOLT: Das Verhalten von Atmung und Kreislauf bei uni- und bilateraler Sauerstoffmangelatmung; ein Beitrag zur Kompensation akuter Hypoxie durch Kreislaufumstellung. Z. Kreisl.-Forsch. **44**, 544 (1955).

— F. ROTTHOFF, H. VALENTIN u. W. BOLT: Bronchospirographische Untersuchungen bei Durchblutungsstörungen im kleinen Kreislauf. Beitr. Klin. Tuberk. **107**, 291 (1952).

VERŹAR, F.: Dauerakklimatisation an großen Höhen. Bull. schweiz. Akad. med. Wiss. **7**, 26 (1951).

VIAULT, F.: Augmentation du nombre des globules rouges chez les habitants des hauts plateaux de l'Amérique du Sud. C. R. Acad. Sci. (Paris) **111**, 917 (1890).

VOLLHARD, F.: Über künstliche Atmung durch Ventilation der Trachea und eine einfache Vorrichtung zur rhythmischen künstlichen Atmung. Münch. med. Wschr. **55**, 209 (1908).

VOSSSCHULTE, K.: Die postoperativen Lungenkomplikationen ohne Berücksichtigung der Tuberkulose. Langenbecks Arch. klin. Chir. **288**, 328 (1958).

VUYSTEEK, K., A. VAN LOO, I. LEUSEN, M. VAN DER STRAETEN, J. VERSTRATEN, M. RÖTGENS u. R. PANNIER: Experimentelle und klinische Untersuchungen bei unilateralem Verschluß der Arteria pulmonalis während des Herzkatheterismus. Verh. dtsch. Ges. Kreisl.-Forsch. **22**, 229 (1956).

WAGNER, E., N. HERMANUZ u. Z. L'ALLEMAND: Beitrag zur pulmonalen Hypertension beim Ductus arteriosus persistens (Botalli). Z. Kreisl.-Forsch. **47**, 50 (1958).

WAGNER, R.: Die Widerstände im Lungenkreislauf und die Mechanismen ihrer Regulierung. Verh. dtsch. Ges. Kreisl.-Forsch. **8**, 83 (1935).

— Kreislauf und Atmung. Verh. dtsch. Ges. Kreisl.-Forsch. **13**, 7 (1940).

WANG, S. C., and L. F. NIMS: The effect of various anesthetics and decerebration on the CO_2-stimulating action on respiration in cats. J. Pharmacol. exp. Ther. **92**, 187 (1948).

WASSNER, U. J.: Der einseitige CO_2-Rückatmungstest und seine Bedeutung für die Operationsindikation bei doppelseitigen Lungenprozessen. Thoraxchirurgie **5**, 71 (1957).

— Die Messung der Reaktionsfähigkeit der peripheren Lungengefäße zur Risikoeinschätzung bei Operationen am Herzen und an den Lungen. Dtsch. Z. Chir. **289**, 456 (1958).

— Ursache und Behandlung der postoperativen Lungenkomplikationen. Münch. med. Wschr. **102**, 590 (1960).

— Die funktionelle Diagnose der morphologischen Veränderungen an der peripheren Lungenstrombahn. Bull. Soc. int. Chir. **19**, 348 (1960).

— Funktionelle Spätfolgen nach Lungenresektionen. Dtsch. Z. Chir. **295**, 732 (1960).

— Funktionelle Folgen nach Pneumonektomien. Zbl. Chir. **86**, 332 (1961).

— u. H. L'ALLEMAND: Die Tracheotomie zur Behandlung der postoperativen Ateminsuffizienz. Chirurg **29**, 342 (1958).

— — Die Behandlung der postoperativen Ateminsuffizienz. Zbl. Chir. **86**, 356 (1961).

— — u. E. WAGNER: Experimentelle Untersuchungen über den Einfluß der respiratorischen Alkalose und Acidose auf die Herztätigkeit. Thoraxchirurgie (in Vorbereitung).

— G. LINDEN u. D. M. VEELKEN: Funktionelle Spätfolgen nach Pneumonektomien wegen Bronchialkarzinom. Thoraxchirurgie **8**, 515 (1961).

WEARN, J. T., A. C. ERNSTENE, A. W. BROMER, J. S. BARR, W. J. GERMAN and L. J. ZSCHIESCHE: The normal behavior of the pulmonary blood vessels with observations on the intermittence of the flow of blood in the arterioles and capillaries. Amer. J. Physiol. **109**, 236 (1934).

WEESE, H.: Pharmakologie des intravenösen Kurznarkotikums Evipan-Natrium. Dtsch. med. Wschr. **59**, 47 (1933).

WEIDMANN, H., u. K. BUCHER: Zur Frage der Spezifität der vagalen Dehnungsrezeptoren in der Lunge. Helv. physiol. pharmacol. Acta **9**, 1, 94 (1951).

WENKEBACH, K. F.: Störungen des Atemmechanismus und ihr Einfluß auf den Kreislauf. Verh. dtsch. Ges. Kreisl.-Forsch. **8**, 32 (1935).

WENZL, M.: Über Form und Funktionsänderung der verbleibenden Lunge nach Oberlappenlobektomie. Wien. klin. Wschr. **1950**, 712.

— Über Spirometrie. Wien. Z. inn. Med. **37**, 516 (1956).

WEST, H. P.: Clinical studies on respirations: VI. Comparison of various standards for normal vital capacity of lungs. Arch. intern. Med. **25**, 306 (1920).

WHITEHEAD, R. W., J. N. SPENCER, T. N. PARRY and W. B. DRAPER: Studies on diffusion respiration, oxygen and carbon dioxide content and hydrogenion concentration of arterial and venous abdominal blood of dogs during diffusion respiration. Anesthesiology **10**, 54 (1949).

WHITTENBERGER, J. L.: Lung volume and air flow characteristics in asthma in treatment of asthma. Baltimore 1951.

— and S. J. SARNOFF: Symposium on specific methods of treatment; physiologic principles in treatment of respiratory failure. Med. Clin. N. Amer. **34**, 1335 (1950).

WICK, H.: Zwerchfellspannung und Bronchialweite. Naunyn-Schmiedeberg's Arch. exp. Path. Pharmak. **215**, 52 (1952).

WIESINGER, K.: Patho-physiologische Differenzierung durch den Sauerstoffversuch. Helv. med. Acta **14** (1947).

— Zum Membranproblem der Lunge. Verh. schweiz. naturforsch. Ges. **28**, 178 (1948).

WINTERSTEIN, H.: Neue Untersuchungen über die physikalisch-chemische Regulierung der Atmung. Biochem. Z. **70**, 45 (1905).

— Die chemische Steuerung der Atmung. Ergebn. Physiol. **48**, 327 (1955).

WYSS, O. A. M.: Reizphysiologische Analyse des afferenten Lungenvagus. Pflügers Arch. ges. Physiol. **242**, 215 (1939).

— Ein weiterer Beitrag zur Kenntnis vom Mechanismus der vagalen Atemsteuerung. Pflügers Arch. ges. Physiol. **243**, 457 (1940).

— Respiratory centre and reflex control of breathing. Helv. physiol. pharmacol. Acta **12**, Suppl. 10, 5 (1954).

ZAPFE, H., u. T. KAUFMANN: Die Sauerstoffsättigung bei Lungentuberkulosen. Dtsch. med. J. **7**, 222 (1956).

ZAVOD, W. A.: J. thorac. Surg. **18**, 742 (1949). Zit. nach BARTELS et al.

ZUNTZ, N.: Physiologie der Blutgase und des respiratorischen Gaswechsels. In HERMANNs Handbuch der Physiologie, Bd. 4, S. 4. 1882.

— u. A. LOEWY: Einige Beobachtungen über die Alkaleszenzveränderungen des frischen entleerten Blutes. Pflügers Arch. ges. Physiol. **58**, 507 (1894).

Sachverzeichnis